W0262115

Bibliothek von Coler-Schjerning.

1. **Kübler**, Geschichte der Pocken und der Impfung. Mit 12 Textfig. und 1 Tafel. 1901. **8 M.**
2. **E. von Behring**, Diphtherie (Begriffsbestimmung, Zustandekommen, Erkennung und Verhütung.) Mit 2 Textfiguren. 1901. **5 M.**
3. **Buttersack**, Nichtarzneiliche Therapie innerer Krankheiten. Skizzen für physiologisch-denkende Aerzte. Mit 8 Textfiguren. Zweite Auflage. 1903. **4 M. 50 Pf.**
4. **Trautmann**, Leitfaden für Operationen am Gehörorgan. Mit 27 Textfiguren. 1901. **4 M.**
5. **Hermann Fischer**, Leitfaden der kriegschirurgischen Operations- und Verbandstechnik. Zweite Auflage. Mit 55 Textfig. 1905. **4 M.**
6. **N. Zuntz u. Schumburg**, Studien zu einer Physiologie des Marsches. Mit Textfiguren, Kurven im Text und 1 Tafel. 1901. **8 M.**
7. **Alb. Köhler**, Grundriss einer Geschichte der Kriegschirurgie. Mit 21 Textfiguren. 1901. **4 M.**
8. **P. Musehold**, Die Pest und ihre Bekämpfung. M. 4 Lichtdrucktaf. 1901. **7 M.**
9. **H. Jaeger**, Die Cerebrospinalmeningitis als Heeresseuche. In ätiologischer, epidemiologischer, diagnostischer und prophylaktischer Beziehung. Mit 33 Texttafeln. 1901. **7 M.**
10. **Gerhardt**, Die Therapie der Infektionskrankheiten. In Verbindung mit Stabsarzt Dr. Dorendorf, Oberstabsarzt Prof. Dr. Grawitz, Oberstabsarzt Dr. Hertel, Oberstabsarzt Dr. Ilberg, Oberstabsarzt Dr. Landgraf, Generaloberarzt Prof. Dr. Martius, Stabsarzt Dr. Schulz, Oberstabsarzt Dr. Schultzen, Stabsarzt Dr. Stuertz und Stabsarzt Dr. Widenmann. Mit Kurven im Text. 1902. **8 M.**
11. **E. Marx**, Die experimentelle Diagnostik, Serumtherapie und Prophylaxe der Infektionskrankheiten. Mit 1 Texfig. u. 2 Taf. 1902. **8 M.**
12. **Martens**, Die Verletzungen und Verengerungen der Harnröhre und ihre Behandlung. Auf Grund des König'schen Materials (1875—1900). 8. Mit einem Vorwort von Geh. Rat Prof. Dr. König. 1902. **4 M.**
13. **A. Menzer**, Die Aetiologie des akuten Gelenkrheumatismus nebst kritischen Bemerkungen zu seiner Therapie. Mit Vorwort von Geh. Rat Prof. Dr. Senator. Mit 5 Taf. 1902. **5 M.**
14. **A. Hiller**, Der Hitzschlag auf Märschen. Mit Benutzung der Akten der Medizinal-Abteilung des Preussischen Kriegsministeriums. Mit 6 Holzschn. und 3 Kurven. 1902. **7 M.**
15/16. **Sonnenburg** und **Mühsam**, Kompendium der Operations- und Verbandstechnik. I. Teil. Mit 150 Textfiguren. 1903. 4 M. — II. Teil. Mit 194 Textfiguren. 1903. 6 M.
17. **Niedner**, Die Kriegsepidemien des 19. Jahrhunderts. 1903. **5 M.**
18. **Stechow**, Das Röntgen-Verfahren mit besonderer Berücksichtigung der militärischen Verhältnisse. Mit 91 Textfiguren. 1903. **6 M.**
19. **J. Boldt**, Das Trachom als Volks- und Heereskrankheit. 1903. **5 M.**
20. **Thel**, Grundsätze für den Bau von Krankenhäusern. Mit 11 Tafeln und 66 Textfiguren. 1905. **6 M.**
21/22. **Hildebrandt**, Die Verwundungen durch die modernen Kriegsfeuerwaffen, ihre Prognose und Therapie im Felde. I. Band: Allgemeiner Teil. Mit 2 Tafeln u. 109 Textfiguren. 1905. 8 M. (II. Band erscheint demnächst.)
23. **Stricker**, Die Blinddarmentzündung (Perityphlitis) in der Armee von 1880—1900. Mit 10 Tafeln. 1906. **4 M.**
24. **Fr. Paalzow**, Die Invaliden-Versorgung und Begutachtung beim Reichsheere, bei der Marine und bei den Schutztruppen, ihre Entwickelung und Neuregelung nach dem Offizier-Pensions- und Mannschaftsversorgungs-Gesetze vom 31. Mai 1906. 1906. **5 M.**

Veröffentlichungen

aus dem Gebiete des

Militär-Sanitätswesens.

Herausgegeben

von der

Medizinal-Abteilung

des

Königlich Preussischen Kriegsministeriums.

Heft 34.

Die Lungentuberkulose in der Armee.

Im Anschluss an Heft 14 dieser Veröffentlichungen

bearbeitet

von

Dr. Fischer,

Stabsarzt an der Kaiser Wilhelms-Akademie.

Springer-Verlag Berlin Heidelberg GmbH 1906

Die

Lungentuberkulose in der Armee

Im Anschluss an Heft 14 dieser Veröffentlichungen

bearbeitet

von

Dr. **Fischer,**

Stabsarzt an der Kaiser Wilhelms-Akademie.

Mit 4 Textfiguren.

Springer-Verlag Berlin Heidelberg GmbH 1906

ISBN 978-3-662-34327-2   ISBN 978-3-662-34598-6 (eBook)
DOI 10.1007/978-3-662-34598-6

Inhaltsübersicht.

Einleitung.

Seitdem im Laufe der beiden letzten Jahrzehnte die große Bedeutung der Tuberkulose als Volksseuche erkannt, und ihre planmäßige Bekämpfung mit allen durch wissenschaftliche Erkenntnis und Erfahrung gegebenen Mitteln in den Kulturländern ins Werk gesetzt wurde, mußten diese Bestrebungen in erster Linie bei der Armee, derjenigen großen staatlichen Institution fruchtbaren Boden finden, welche in den Ländern mit allgemeiner Wehr- und Dienstpflicht die Blüte der männlichen Jugend bei sich vereinigt, und deren Bestehen und Schlagfertigkeit nicht zuletzt auf der Durchführung hygienischer Grundsätze und der Forderung beruht, über ein gesundes, von krankhaften Anlagen freies Menschenmaterial zu verfügen.

Für die Grundsätze der allgemeinen Tuberkulosebekämpfung aber sind die in der Armee gewonnenen Erfahrungen schon deshalb von besonderer Wichtigkeit, als es sich bei derselben um einen geschlossenen und unter gleichartigen Bedingungen lebenden Personenkreis handelt, der sowohl durch seinen Umfang alle anderen derartigen Verbände vielfach übertrifft, als auch wie kein anderer einer gründlichen und nach gleichmäßigen Grundsätzen durchgeführten ärztlichen Ueberwachung unterliegt. Die Befreiung derartiger großer Institutionen von der genannten Volkskrankheit dürfte als der erste Schritt nach dem Ziele einer völligen Vernichtung der Krankheit anzusehen sein.

Im Anschluß an die fortschreitende wissenschaftliche Erkenntnis haben die Verwaltungen der großen Heere ihr Augenmerk unablässig auf die Bekämpfung der Tuberkulose innerhalb der Armee gerichtet. Je mehr die Ansichten der Fachgelehrten sich klärten, je deutlicher die Arten der Tuberkuloseübertragung aus den Forschungen sich ergaben, um so sicherer und genauer ließen sich für die Heeresverwaltung die Leitsätze aufstellen, die der Tuberkulosebekämpfung im Heere zugrunde zu legen sind. Gleichzeitig hat sich die preußische Militär-Medizinalverwaltung die Verwertung der in der Armee gewonnenen

Erfahrungen für die Tuberkulosewissenschaft zur Aufgabe gemacht. Virchows Ansicht, daß die militär-medizinische Statistik nicht nur ein speziell militärisches, sondern auch ein hohes allgemein-wissenschaftliches Interesse bietet, findet ihre Bestätigung nirgends so deutlich wie bei der Lungentuberkulose. Bereits im Jahre 1890 wurde eine über die ganze preußische Armee sich erstreckende Zählkarten-Sammelforschung über jeden wegen Lungentuberkulose aus den Lazaretten entlassenen Mann eingeleitet. Die Ergebnisse der ersten 8 Jahre, d. h. eines Materials von ca. 6900 Zählkarten wurde im Jahre 1899 in Heft 14 dieser Veröffentlichungen von der Medizinalabteilung des Kriegsministeriums bearbeitet.

Das Resultat dieser Untersuchungen lag dem Berichte des damaligen Generaloberarztes Dr. Schjerning auf dem Ersten Internationalen Tuberkulosekongreß in Berlin zu Grunde und gab den Anlaß, daß in allen Staaten das Augenmerk in erhöhtem Maße auf die Bedeutung der Lungentuberkulose in der Armee gelenkt wurde. Namentlich war dies im französischen Heere der Fall, in welchem die Lungentuberkulose bis in die neueste Zeit eine den Mannschaftsbestand schwer schädigende Rolle spielt. Es fehlte gerade in Frankreich nicht an Stimmen, welche die Armee als Brutstätte der Tuberkulose bezeichneten, und von der Tribüne der französischen Academie de médecine nannte noch vor wenigen Jahren Grancher die Kaserne eine Zentralstelle und einen Herd der Tuberkuloseverbreitung. Bezüglich der Ansteckungsfähigkeit der Lungentuberkulose sowie die Art ihrer Uebertragung hat sich aber gerade in neuster Zeit der Gegensatz der Meinungen wieder verschärft. Für diese Fragen, sowie für eine Reihe nicht weniger wichtiger, wie Körperbeschaffenheit und Tuberkulose, Frühdiagnose, Krankheitsverlauf, kann die militär-medizinische Statistik wertvolle Beiträge bringen.

Für die preußische Armee liegen aus den Jahren 1898—1904 weitere 4563 Zählkarten, unter Hinzurechnung der bereits im Jahre 1899 bearbeiteten, also gegenwärtig ein Material von etwa 11 500 Zählkarten über Erkrankungen an Lungentuberkulose vor, und zwar handelt es sich dabei um Krankheitsfälle, welche den militärischen Verhältnissen entsprechend fast durchweg bei Beginn der subjektiven Erscheinungen zur ärztlichen Beobachtung und Behandlung kamen.

Sodann steht dieses große Material, welches wohl an einer gewissen Einseitigkeit insofern leidet, als es lediglich die Altersklasse vom 20. bis 30. Lebensjahr umfaßt, unübertroffen da bezüglich der Gleichmäßigkeit und Zuverlässigkeit seiner Angaben, welche in einer geschlossenen, streng kontrollierten und nach einheitlichen Grundsätzen geleiteten Gemeinschaft, wie sie das Heer darstellt, viel leichter zu erhalten sind als in der Zivilbevölkerung, wo eine genaue Statistik stets auf große Schwierigkeiten zu stoßen pflegt.

Insbesondere dürfte dies gelten von der neuerdings seitens der Medizinalabteilung des Königlich Preußischen Kriegsministeriums eingeleiteten Rundfrage bezüglich des Schicksals der wegen Lungentuberkulose in den Jahren 1898—1904 entlassenen Armeeangehörigen. Diese als dienstunbrauchbar oder invalide entlassenen Mannschaften befinden sich bekanntlich auch weiterhin in der Kontrolle der Landwehrbehörden. Es sind über alle in diesen Jahren Entlassenen Fragebogen an die Bezirkskommandos versandt worden bezüglich der Lebensdauer sowie der Dauer bzw. der Verbesserung oder Verschlechterung ihrer Erwerbsfähigkeit. Die auf diesem Wege gewonnenen Ergebnisse dürften einen nicht unwillkommenen Beitrag zur Nosologie der Lungentuberkulose darstellen.

Die vorliegende Zusammenstellung bezweckt, im Anschluß an die im Jahre 1899 von der Medizinalabteilung des Kriegsministeriums herausgegebene Arbeit, das jetzt vorliegende Material über ca. 11 500 Zählkarten für diejenigen Fragen der Bekämpfung der Lungentuberkulose zu verwerten, hinsichtlich derer das militärische Leben weitere Beiträge liefern kann, ferner die sich hieraus und aus dem heutigen Stande der Tuberkuloseforschung ergebenden Gesichtspunkte, welche für eine erfolgreiche Bekämpfung der Lungentuberkulose in der Armee maßgebend sind, in kurzer Weise zu erörtern.

Der Bearbeitung ist eine Uebersicht über den Stand der Lungentuberkulose in den großen europäischen Heeren vorausgeschickt.

Stand der Lungentuberkulose in den verschiedenen Armeen.

Die Zuverlässigkeit der internationalen Militär-Sanitätsstatistik hat bis in die neueste Zeit unter der Verschiedenartigkeit der Grundsätze gelitten, welche bei der Abfassung der Sanitätsberichte in den einzelnen großen Armeen herrschten. In den früheren Jahren war ein Vergleich der Zahlen in den verschiedenen Berichten durch mehrere Umstände erschwert; in den deutschen Berichten sind die an Lungentuberkulose Erkrankten in deren Zugangsziffern sämtlich enthalten; aus den französischen und italienischen Sanitätsberichten war jedoch z. B. nur zu entnehmen, wie viele derartige Kranke in Lazaretten (Hospitälern und Infirmerien) behandelt waren; die Zahl der im Quartier oder in der eigenen Wohnung gebliebenen Lungenschwindsüchtigen war nicht angegeben; in den italienischen Berichten fehlte außerdem der Nachweis über die nicht geringe Zahl der in Zivilkrankenhäusern behandelten tuberkulösen Armeeangehörigen. Diese und andere kleine Unterschiede in der Art der Berichterstattung ließen bis vor wenigen Jahren und lassen auch heute noch teilweise einen exakten Vergleich der Zahlenangaben erschwert erscheinen. Dank der erfolgreichen Tätigkeit der internationalen militärärztlichen statistischen Kommisson beginnen jedoch neuerdings die Berichte der einzelnen Armeen an Einheitlichkeit zu gewinnen, und durch die Versendung der internationalen statistischen Berichte, welche auf der im Jahre 1900 in Paris stattgehabten Versammlung der genannten Kommission beschlossen wurde, ist es ermöglicht, für die letzten Jahrgänge seit 1901 ein ziemlich gleichmäßiges Bild bezüglich der Lungentuberkulose in den verschiedenen Armeen zu erlangen. Der folgenden Tabelle ist der Kopf der deutschen Berichte zugrunde gelegt, in die Spalten derselben sind die aus den internationalen Sanitätsberichten entnommenen entsprechenden Zahlen unter teilweiser Umrechnung eingetragen, so daß die Tabelle ein brauchbares vergleichendes Bild darzustellen vermag.

Stand der Tuberkulose der ersten Luftwege und Lungen in den europäischen Heeren.

| | | Absolute Zahlen: | | | | | | | | | Verhältniszahlen: | | | | | |
| | | Bestand vom Vorjahr | Zugang im Jahre | Summe des Bestandes und des Zuganges | Abgang im Jahre | | | | Bestand bleiben | Summe der Behandlungstage | in ⁰/₀₀ der durchschnittlichen Kopfstärke betrug der | | in ⁰/₀₀ der Summe des Abganges betrug der Abgang | | | Ist-stärke |
					dienstfähig	durch Tod	anderweitig	Summe des Abgangs			Zugang	Abgang durch Tod	als dienstfähig	durch Tod	anderweitig	
Deutschland	1900	115	1052	1167	—	115	985	1100	67	66305	1,8	0,12	—	104,5	895,5	584293
	1901	80	1066	1146	1	97	948	1046	100	56732	1,8	0,16	0,96	92,7	906,3	593099
	1902	114	1002	1116	6	101	922	1029	87	57421	1,7	0,17	5,8	98,1	896,0	602779
	1903 1)	94	873	967	21	74	802	897	70	46146	1,6	0,14	23,4	82,5	894,1	529440
Frankreich (ausschl. Algier und Tunis)	1900 2)	—	—	—	—	—	—	—	—	—	—	—	—	—	—	497167
	1901	—	2616	—	—	233	—	—	—	—	5,4	0,48	—	—	—	481983
	1902	—	2505	—	—	251	—	—	—	—	5,1	0,52	—	—	—	485207
	1903	—	2603	—	—	196	—	—	—	—	5,3	0,40	—	—	—	489673
England	1900	96	709	805	—	146	333	—	100	—	3,1	0,65	—	—	—	226276
	1901	100	719	819	—	142	351	—	128	—	3,7	0,72	—	—	—	196796
	1902	128	709	837	—	145	336	—	113	—	2,8	0,57	—	—	—	254357
	1903	113	625	738	—	80	305	—	10	—	2,6	0,33	—	—	—	242182
Oesterreich	1900	17	396	413	7	60	332	399	14	12570	1,3	0,20	17,5	150,4	832,1	297752
	1901	14	318	332	10	59	245	314	18	11072	1,1	0,20	31,8	187,9	780,3	296125
	1902	18	352	370	4	67	281	352	18	12116	1,2	0,23	11,4	190,3	798,3	296913
	1903	18	345	363	3	63	260	326	37	13058	1,2	0,22	9,2	193,3	797,5	291809
Russland	1900	222	3915	4137	495	995	2429	3919	218	—	4,0	1,0	126,3	253,9	619,8	967691
	1901	218	3919	4137	457	919	2558	3934	203	—	3,7	0,88	116,2	233,6	650,2	1048327
	1902	203	3903	4106	473	862	2561	3896	210	—	3,7	0,81	121,4	221,3	657,3	1058042
	1903	210	3882	4092	419	784	2620	3823	269	—	3,6	0,72	109,6	205,1	685,3	1082485
Italien	1900	—	246	—	—	58	—	—	—	—	1,2	0,29	—	—	—	198813
	1901	—	228	—	—	48	—	—	—	—	1,2	0,25	—	—	—	189848
Spanien	1903	33	652	685	10	55	590	655	30	14449	8,6	0,72	15,3	84,0	900,8	76253
Belgien	1903	25	225	250	12	18	193	223	25	12004	5,4	0,43	53,8	80,7	865,5	41645
Niederlande	1900	13	100	113	6	18	77	101	12	3437	3,8	0,68	59,4	178.2	762,4	26170
	1901	8	145	153	29	13	104	146	7	7204	5,6	0,50	198,6	89,0	712,3	25845
	1902	7	89	96	—	10	76	86	10	3823	3,6	0,40	—	116,3	883,7	24925
	1903	10	171	181	34	17	124	175	6	5650	6,0	0,60	194,3	97,1	708,6	28357
Serbien	1903	3	66	69	—	22	43	65	4	1290	2,3	0,77	—	338,5	661,5	28260

Von den in der Tabelle aufgeführten Heeren mögen die sechs
großen stehenden Armeen Deutschlands, Frankreichs, Oesterreichs,

---

1) Für 1903 fehlen die bayerischen Zahlen.
2) Im Jahre 1900 ist sämtlicher Zugang an Tuberkulose zusammen verrechnet.

Ungarns, Italiens, Rußlands und Englands, welche über eine Iststärke von 200000 Mann und darüber verfügen, einer kurzen besonderen Besprechung unterzogen werden.

A. Deutschland.

(Sterblichkeit an Lungentuberkulose in der Zivilbevölkerung: 2,245 °/_{oo}[1]).)

Ueber den Stand und die Bekämpfung der Tuberkulose in der deutschen Armee ist bereits im vergangenen Jahre ein umfassender Bericht von Oberstabsarzt Dr. Schultzen[2] verfasst und dem Internationalen Tuberkulose-Kongreß in Paris vorgelegt worden, in welchem sich auch die Tuberkulose der ersten Luftwege und Lungen gesondert behandelt findet. Im Anschluß an die Sanitätsberichte wurde das gesamte Material statistisch bearbeitet und verwertet. Indem ich bezüglich der statistischen Einzelheiten auf diesen Bericht verweise, beschränke ich mich an dieser Stelle auf die Wiedergabe der für den Vergleich mit anderen Armeen wichtigen Tabellen, welche nunmehr bis zum Berichtsjahre 1903/04 einschließlich ergänzt sind.

Die Erkrankungen und Mannschaftsverluste an Lungentuberkulose seit dem Jahre 1882 werden durch die Tabelle auf Seite 6 veranschaulicht. Dieser Zeitraum umfasst die letzten 22 Berichtsjahre und somit den gesamten Zeitraum, in welchem seit Entdeckung des Tuberkelbazillus die wissenschaftliche Beobachtung in neue und feste Bahnen gelenkt worden ist. Die Erkrankungsziffer, welche im Jahre 1882/83 2 °/_{oo} der Iststärke betrug, zeigte noch im Jahre 1895/96 die gleiche Höhe, und erst seit dem Jahre 1897/98 eine allmähliche, aber sicher erkennbare Abnahme, um im Jahre 1903/4 auf die bisher nicht erreichte Zahl von 1,5 °/_{oo} herunterzugehen. Eine auffallende Steigerung zu 2,9 °/_{oo} zeigen die Jahre 1890/91 und 1891/92; dieselbe war vermutlich zum Teil dadurch verursacht, daß eine Anzahl tuberkulöser Erkrankungen, zu welchen während der grossen Influenzaepidemie des Winterhalbjahres 1889/90 der Grund gelegt worden war, damals zum Ausbruch kam; vielleicht hat ferner der Umstand mitgewirkt, daß in den genannten beiden Jahren, welche der Entdeckung des Tuberkulins folgten, häufiger als später Einspritzungen zu diagnostischen Zwecken vorgenommen wurden und den Nachweis der Tuberkulose in einer Reihe sonst nicht erkannten Krankheitsfällen erbrachten.

---

1) Diese sowie die in den folgenden Abschnitten angegebenen Verhältniszahlen sind dem Berichte von Köhler auf dem Kongresse zur Bekämpfung der Tuberkulose als Volkskrankheit 1899 (s. Bericht über diesen Kongress) entnommen.

2) Die Bekämpfung der Tuberkulose in der Armee. Kapitel 13 der Denkschrift für den Internationalen Tuberkulose-Kongress in Paris 1905. Seite 268 ff.

Die Erkrankungen und Mannschaftsverluste durch Lungentuberkulose in der deutschen Armee stellen sich wie folgt:

Berichts-jahr	Königlich Preußische Armee XII u. XIX. (1. u. 2. K.S.) und XIII. (K.W.) Armeekorps								Königlich Bayerische Armee								Ganze deutsche Armee							
	Iststärke	Kranken-Zugang		Todesfälle [1]		Abgang an Dienst-unbrauchbaren, Invaliden usw.			Iststärke	Kranken-Zugang		Todesfälle [1]		Abgang an Dienst-unbrauchbaren, Invaliden usw.			Iststärke	Kranken-zugang		Todesfälle [1]		Abgang an Dienst-unbrauchbaren, Invaliden usw.	
		abs. Zahl	°/oo K	abs. Zahl	°/oo K	abs. Zahl	°/oo K			abs. Zahl	°/oo K	abs. Zahl	°/oo K	abs. Zahl	°/oo K			abs. Zahl	°/oo K	abs. Zahl	°/oo K	abs. Zahl	°/oo K	
1882/83	382 193	770	2,0	312	0,82	—	—		47 147	199	4,2	45	0,95	—	—		429 340	969	2,2	357	0,83	—	—	
1883/84	383 021	881	2,3	272	0,71	—	—		47 138	169	3,6	32	0,68	—	—		430 159	1060	2,5	304	0,71	—	—	
1884/85	383 714	818	2,1	266	0,69	—	—		47 053	214	4,3	39	0,93	—	—		430 767	1032	2,4	305	0,71	—	—	
1885/86	383 269	889	2,3	256	0,67	—	—		47 261	198	4,2	43	0,91	—	—		430 530	1087	2,5	299	0,69	—	—	
1886/87	386 662	893	2,3	220	0,57	—	—		45 713	179	3,9	47	1,0	—	—		432 375	1072	2,5	267	0,62	—	—	
1887/88	417 104	945	2,3	203	0,49	—	—		49 272	205	4,2	37	0,75	—	—		466 376	1150	2,5	240	0,51	—	—	
1888/89	420 320	1005	2,4	228	0,54	—	—		50 881	210	4,1	34	0,67	—	—		471 201	1215	2,6	262	0,56	—	—	
1889/90	418 913	1000	2,4	177	0,42	—	—		50 553	198	3,9	31	0,61	—	—		469 466	1198	2,6	208	0,44	—	—	
1890/91 [2]	435 699	1276	2,9	182	0,42	968	2,2		52 253	243	4,7	21	0,40	195	3,7		487 952	1519	3,1	203	0,42	1163	2,4	
1891/92	434 680	1279	2,9	181	0,42	1318	3,0		53 483	238	4,5	38	0,71	253	4,7		488 163	1517	3,1	219	0,45	1571	3,2	
1892/93	439 144	972	2,2	156	0,36	909	2,1		55 866	145	2,6	15	0,27	130	2,3		495 010	1117	2,3	171	0,35	1039	2,1	
1893/94	466 255	954	2,0	114	0,24	889	1,9		59 576	170	2,9	25	0,42	147	2,5		525 831	1124	2,1	139	0,26	1036	2,0	
1894/95	505 811	1081	2,1	141	0,28	1006	2,0		63 666	163	2,6	22	0,35	150	2,4		569 477	1244	2,2	163	0,29	1156	2,0	
1895/96	514 410	1138	2,2	154	0,30	1063	2,1		64 616	192	3,0	31	0,48	177	2,7		579 026	1330	2,3	185	0,32	1240	2,1	
1896/97 [3]	514 698	965	1,9	142	0,28	874	1,7		64 180	164	2,6	20	0,31	157	2,4		578 878	1129	2,0	162	0,28	1031	1,8	
1897/98	514 538	882	1,7	109	0,21	807	1,6		63 636	137	2,2	13	0,20	124	1,9		578 174	1019	1,8	122	0,21	931	1,6	
1898/99	514 569	748	1,5	82	0,16	700	1,4		62 730	108	1,7	10	0,16	104	1,7		577 299	856	1,5	92	0,16	804	1,4	
1899/1900	520 869	912	1,8	112	0,22	822	1,6		62 385	145	2,3	15	0,24	129	2,1		583 254	1057	1,8	127	0,22	951	1,6	
1900/01	528 489	890	1,7	84	0,16	833	1,6		62 863	124	2,0	14	0,22	115	1,8		591 352	1014	1,7	98	0,17	948	1,6	
1901/02	540 548	923	1,7	89	0,16	864	1,6		65 094	133	2,0	14	0,22	123	1,9		605 642	1056	1,7	103	0,17	987	1,6	
1902/03	526 554	846	1,6	80	0,15	804	1,5		—	—	—	—	—	—	—		—	—	—	—	—	—	—	
1903/04	529 124	797	1,5	105	0,20	739	1,4		—	—	—	—	—	—	—		—	—	—	—	—	—	—	

1) Einschließlich der außerhalb militärärztlicher Behandlung Gestorbenen. — 2) Die Berichtsjahre 1888/91 bis 1895/96 erstrecken sich auf die Zeit vom 1. April bis 31. März. — 3) Die Berichtsjahre 1896/97 bis 1902/03 erstrecken sich auf die Zeit vom 1. Oktober bis 30. September.

Die folgende Zusammenstellung läßt die Beteiligung der einzelnen Monate an dem Zugange dieser Krankheit erkennen, wie sie sich im Durchschnitt der Jahre 1890 (1. April) bis 1904 (30. September), also in $14^{1}/_{2}$ Jahren stellt.

Oktober	1373	Mann	= 103,0 %/00	aller an Tuberkulose Erkrankten			
November	1151	„	= 86,3 %/00	„	„	„	„
Dezember	908	„	= 68,1 %/00	„	„	„	„
Januar	1347	„	= 101,0 %/00	„	„	„	„
Februar	1214	„	= 91,0 %/00	„	„	„	„
März	1117	„	= 83,8 %/00	„	„	„	„
April	1233	„	= 92,5 %/00	„	„	„	„
Mai	1216	„	= 91,2 %/00	„	„	„	„
Juni	1133	„	= 85,0 %/00	„	„	„	„
Juli	1078	„	= 80,8 %/00	„	„	„	„
August	844	„	= 63,3 %/00	„	„	„	„
September	722	„	= 54,1 %/00	„	„	„	„

Die hohen Ziffern für Oktober und November erklären sich durch die Auslese des im Oktober zur Einstellung gelangten Rekrutenmaterials und sind durch die Feststellung von zur Zeit der Aushebung noch nicht vorhandener oder noch nicht erkennbarer tuberkulöser Erkrankungen bedingt. Im übrigen darf man aus dem weiteren Verlauf der Zahlen vielleicht schliessen, daß einerseits die Witterungsverhältnisse der Winter- und Frühjahrsmonate einen ungünstigen Einfluß auf die Entwicklung und den Ausbruch der Lungentuberkulose ausüben, und daß andererseits mit der Länge der Dienstzeit die Neigung zur Erkrankung an Lungentuberkulose abnimmt. Letzteres dürfte durch die Auslese eines Teiles der Disponierten während der ersten Monate des Dienstjahres und durch die Kräftigung und Erhöhung der Widerstandsfähigkeit eines anderen Teiles zur Tuberkulose geneigter Leute bedingt sein (Schultzen a. a. O.).

B. Frankreich.

(Sterblichkeit in der Zivilbevölkerung: 3,023 %/00.)

Die französische Armee hat unter den grossen europäischen Heeren die grössten Verluste an Lungentuberkulose, wie an Tuberkulose überhaupt zu verzeichnen, und zwar in einem Grade, daß es bei dem großen Interesse, welches in Frankreich seit einem Jahrzehnt der Bekämpfung der Tuberkulose als Volkskrankheit entgegengebracht wird, nicht ausbleiben konnte, daß diese Frage Gegenstand öffentlicher Erörterung auch in der Tagespresse und in den gesetzgebenden Körperschaften wurde.

Die Tuberkulosekurve der Armee in den letzten Jahrzehnten besass eine entschieden ansteigende Tendenz. Erst seit 1898 ist ein Abfallen von 6,84 auf 5,10 %/00 im Jahre 1902 zu verzeichnen. Diese

Abnahme ist nach Kelsch (La tuberculose dans l'armée. Par le Dr. A. Kelsch. Paris 1903) auf das Gesetz vom 1. April 1898 zurückzuführen, durch welches die temporäre Entlassung wegen anderer zur Tuberkulose disponierender Leiden, wie allgemeine Körperschwäche, chronische Bronchitis usw. erleichtert wurde.

Der Zugang an Lungentuberkulose betrug seit dem Jahre 1888:

Jahrgang	Zugang an Lungentuberkulose in %₀ K.	Abgang an Lungentuberkulose in %₀ K. an		
		Tod	Sonstiger	Insgesamt
1888	4,38	1,18	4,30	5,48
1889	4,85	1,05	4,94	5,99
1890	5,11	1,08	5,70	6,78
1891	5,72	1,33	6,10	7,43
1892	5,71	1,04	6,55	7,59
1893	5,88	0,94	6,33	7,27
1894	6,13	1,01	6,55	7,56
1895	7,03	1,14	8,34	9,48
1896	6,38	0,94	7,34	8,28
1897	6,84	0,95	7,84	8,79
1898	6,47	0,88	7,13	8,01
1899	5,81	0,82	6,06	6,88
1900	5,85	0,91	7,44	8,35
1901	5,41	0,48	—	—
1902	5,10	0,52	—	—

In den letzten Jahren sind eingehende Untersuchungen namhafter französischer Militärärzte über den Grund dieser großen Tuberkuloseverluste angestellt worden. Von verschiedenen Seiten war der französischen Armee der Vorwurf gemacht worden, daß sie selbst die Brutstelle der Tuberkulose sei, und die gesund eintretenden Soldaten sich während des Dienstes infizierten. Auch der französische Senat beschäftigte sich bei Beratung des neuen Rekrutierungsgesetzes eingehend mit dieser Frage. Diese Beschuldigungen und Befürchtungen wurden durch die Untersuchungen von Kelsch, Colin, Lemoine u. a. bekämpft. Demnach fällt die Zunahme der Tuberkulose fast ausschließlich dem ersten Jahrgang der Soldaten, den Rekruten, zur Last.

Die Notwendigkeit, jährlich die bestimmte Zahl von Rekruten aufzubringen, gestattet nicht die genügende Auswahl der Leute, und es ist die natürliche Folge, daß bei der großen Verbreitung der Tuberkulose in der Zivilbevölkerung Frankreichs seit dem Rekrutierungsgesetz 1872 ein sehr großer Prozentsatz mit latenter Tuberkulose behafteter Rekruten zur Einstellung gelangte. Vor 1873 waren etwa 320 %₀ wegen Krankheit oder Körperschwäche untauglich, seit 1873 schwankt diese Verhältniszahl zwischen 100 und 200 %₀. Als im

Jahre 1894 die Iststärke um 30 000 Mann vermehrt wurde, war die Folge, daß sofort die Tuberkulose-Morbidität von 5 auf 7 %₀₀ stieg. Der außerordentliche Zugang an Tuberkulose ist demnach bedingt durch die schwerwiegende Tatsache, daß durch die Armeevermehrung seit 1870 die Iststärke der Armee in einem Maßstabe gewachsen ist, welche nicht in Uebereinstimmung steht mit dem Zuwachs an gesunden Männern angesichts einer Bevölkerung, die stationär ist, ja sogar abzunehmen beginnt.

Etwa in gleichem Sinne äußert sich Dupuy („Tuberculosis". Bd. 4. 1905. Seite 297 ff.). Nach seiner Ansicht liegt der Schwerpunkt der Frage besonders in dem ja auch in anderen Staaten herrschenden Entlassungssystem und den hierdurch bedingten unheilvollen Wechselbeziehungen zwischen den Tuberkulösen in der Armee und der

Figur 1. **Tuberkulose-Sterblichkeit in der französischen Armee bei Rekruten und älteren Jahrgängen (nach Kelsch).**

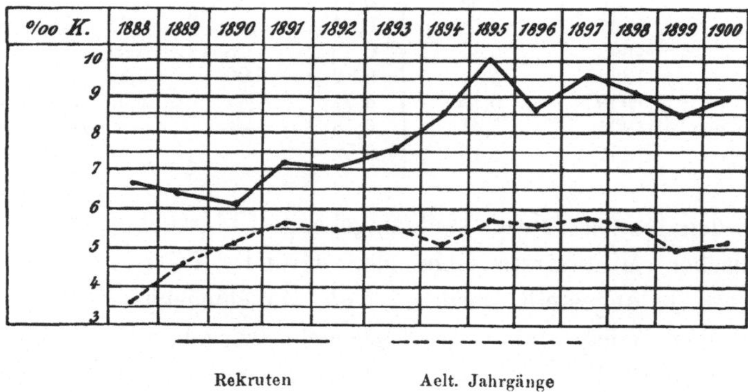

Zivilbevölkerung. 4000 Kranke mit fast durchweg offener Tuberkulose kommen alljährlich ungeheilt und in einem Zustande, der die Weiterverbreitung der Krankheit auf ihre Umgebung in besonderer Weise begünstigt, in ihre Heimat zurück und werden so zu einer nie versiegenden, über das ganze Land verbreiteten Infektionsquelle für die Bevölkerung. Als Heilmittel für diese unhaltbaren Zustände, in denen Dupuy die wahre Ursache der Verbreitung der Tuberkulose im französischen Heere sieht, empfiehlt er die Errichtung von Militärsanatorien für die erkrankten französischen Soldaten. Die Zahl der notwendigen Betten wird auf 4000 berechnet.

Einen mittleren Standpunkt in der erörterten Frage nimmt Lachaud (Bericht in „La Revue". 1905. S. 429) ein. Außer den besprochenen Mängeln der Rekrutierung werden von ihm mancherlei sanitäre Verhältnisse der Armee, insbesondere die vielen alten Kasernen als Infektionsquelle beschuldigt und ihr Einfluß auf den Krankenzugang durch eine Reihe statistischer Daten nachgewiesen. Auf die Einzelheiten dieser Arbeit wird unten bei Besprechung des Einflusses der Kaserne noch näher einzugehen sein.

C. Oesterreich-Ungarn.

(Sterblichkeit in der Zivilbevölkerung: 3,625 °/₀₀.)

Die österreichische Armee weist bezüglich der Morbidität an Lungentuberkulose äusserst günstige Verhältnisse auf. Der Krankenzugang an Lungentuberkulose betrug auf Tausend der Kopfstärke:

1888	3,9	1894	1,9	1899	1,1
1889	3,7	1895	1,5	1900	1,3
1890	4,1	1896	1,3	1901	1,1
1891	3,9	1897	1,4	1902	1,2
1892	2,5	1898	1,2	1903	1,2
1893	3,2				

d. h. seit 1894 ist die Verhältniszahl von 1,5 °/₀₀ nicht überschritten worden, die in der preußischen Armee zum ersten Male in dem Berichtsjahre 1903/04 erreicht worden ist. Nach dem letzten Sanitätsbericht von 1904 beziffert sich der Zugang an Lungentuberkulose sogar nur auf 1,0 °/₀₀ K. In den Korpsbereichen schwankte das Sterblichkeitsverhältnis von keinem Falle im 6. Korps bis zu 5,2 °/₀₀ im 9. Korps. Von den Truppengattungen brachte die Festungsartillerie mit 0,5 °/₀₀ K. das günstigste, die Bosnisch-Herzegowinischen Jäger mit 5,8 °/₀₀ K. das ungünstigste Verhältnis der Erkrankung zur Nachweisung. Die technische Artillerie blieb ganz von der Krankheit verschont.

Unter den Garnisonorten wies Igli die höchste Verhältniszahl im Zugange mit 13,1 °/₀₀ der Kopfstärke nach. In 134 von 227 Garnisonen waren Fälle von Lungentuberkulose überhaupt nicht zugegangen, und in 54 von 93 Garnisonen, welche Lungentuberkulose verzeichneten, ist kein Abgang durch Tod eingetreten.

D. Italien.

(Sterblichkeit in der Zivilbevölkerung 1,878 °/₀₀.)

Gleich günstige Verhältnisse zeigt die italienische Armee. Hierbei ist allerdings zu berücksichtigen, daß Italien das am wenigsten von Tuberkulose heimgesuchte Land von Europa ist. In der Zivilbevölkerung Italiens starben in dem Oktennium 1889/96 jährlich durchschnittlich 1,8 °/₀₀ der Einwohner an Tuberkulose. Mit wenigen Ausnahmen sind die Provinzen nördlich des Breitengrades von Rom am meisten mit Tuberkulose behaftet. Die Hälfte, 52,07 % der Todesfälle an Tuberkulose fällt auf die Tuberkulose der Lungen.

Das italienische Heer verlor nach de Renzi (Giornale medico del regio esercito 1899 No. 6) im Dezennium 1887/96 jährlich durchschnittlich 238 Mann durch den Tod und 286 durch Entlassung infolge von Tuberkulose. Unter den Standorten weisen die nordöstlichen Divisionen (Ankona, Padua, Bologna) die grösste, die süditalienische Division die kleinste Morbidität auf. Nach den Aushebungsbezirken ist die Morbidität durchschnittlich am größten in den am Adriatischen Meere gelegenen Divisionen von Verona, Padua, Ankona, Bologna, Ravenna, Piazenca, Chieti und Caglia, während am Tyrrhenischen Meer nur die Divisionen von Perugia und Salerno eine größere Morbidität aufweisen. Die größte Morbidität haben die Bezirke Padua, Verona und Ankona.

E. Russland.

(Sterblichkeit in der Zivilbevölkerung 3,986 ‰.)

Nach den offiziellen Berichten der Berichtsjahre 1889/98 betrug die durchschnittliche Morbidität an Lungentuberkulose 4,0 auf Tausend der Kopfstärke, in den Berichtsjahren 1901/03 betrug die entsprechende Ziffer 3,7 bis 3,6 ‰. Die russische Armee nimmt demnach unter den großen europäischen Heeren bezüglich des Zuganges an Tuberkulose die Mitte ein.

Da die russische Armee über ein enormes Territorium, das 15 Bezirke umfasst, verteilt ist, unter denen einzelne größer sind als manche westeuropäische Staaten, und da diese Bezirke sich beträchlich von einander unterscheiden durch Bevölkerungsdichte, ökonomische und klimatische Verhältnisse, ist es zweckmässig, die Erkrankungen nach den einzelnen Bezirken zu betrachten. Nach dem von Dubelir auf dem Internationalen Tuberkulose-Kongress in Neapel erstatteten Berichte erkrankten auf tausend Mann Kopfstärke an Lungentuberkulose:

Armeebezirke:	‰ K.	Armeebezirke:	‰ K.
Petersburg	7,1	Kiew	2,5
Moskau	4,7	Kaukasischer	2,5
Warschau	3,7	Amurland	1,9
Kasan	3,6	Don'sches Heer	1,9
Odessa	3,5	Transkaspien	1,9
Wilna	3,3	Turkestan	1,6
Finnländischer	3,2	Omsk	1,6
Irkutsk	3,2	**Armee**	**3,5**

Ohne weiteres fällt der ausserordentliche Zugang im Petersburger Militärbezirk in die Augen. Auch Dolmatow (Wojenno medizinski Journal 1901, Heft 8) stellt fest, daß die Tuberkulose in der russischen Garde in auffallender Weise gegenüber anderen Truppenteilen dominiert. Es erkrankten 11,4, wurden dienstunbrauchbar 8,4 und starben $2,56\,^0/_{00}$ der Iststärke, während bei anderen Truppen die gleichen Ziffern nirgends auch nur annähernd erreicht sind. Beispiele: Gardekavallerie 6,6, Armeekavallerie 3,3, Gardeinfanterie 11,4, Provinzialinfanterie $3,7\,^0/_{00}$. Als Gründe werden angegeben: Einmal die geringe Widerstandsfähigkeit bei grösserer Körperlänge, dann die aufregenden und schädigenden Verhältnisse des Grosstadtlebens, die Schädigungen des vorwiegend winterlichen Klimas, der vermehrte Wachtdienst in Petersburg u. a. m. Vielleicht ist auch die bessere Diagnosestellung (reichere Ausstattung des Gardekorps mit wissenschaftlichen Hilfsmitteln) beteiligt.

Es beträgt demnach für die Hälfte der russischen Armee die Erkrankungsziffer im Durchschnitt $3,4\,^0/_{00}$, für ein Drittel $2,0\,^0/_{00}$; und nur ein Sechstel der Armee hat eine verhältnismässig hohe Erkrankungsziffer, nämlich 4,7 bis $7,1\,^0/_{00}$ aufzuweisen.

F. England.

(Sterblichkeit der Zivilbevölkerung: England: 1,358, Irland: 1,727.)

Die Verhältnisse in der gesamten englischen Armee sind durch die gemeinschaftliche Tabelle veranschaulicht.

Die Kopfstärke der heimischen Truppen (Vereinigte Königreiche) betrug im Jahre 1901 101 811 Mann, im Jahre 1902 99 665 Mann.

Der Zugang betrug 1902 an Lungentuberkulose insbesondere $336 = 3,9\,^0/_{00}$.

Diese Zahlen stehen somit nicht im Verhältnis zu den günstigen Bedingungen, welche wir hinsichtlich der Zivilbevölkerung Großbritanniens finden. Hierbei ist aber wohl in erster Linie in Betracht zu ziehen, dass die Rekrutierung des englischen Söldnerheeres naturgemäss nach anderen Grundsätzen erfolgt als diejenige der Volksheere der kontinentalen Großstaaten.

Von Interesse ist es ferner, daß die kolonialen Truppen bei weitem günstigere Verhältnisse aufweisen. So betrug die Sterblichkeit an Lungentuberkulose im Jahre 1894 unter den europäischen Soldaten der ostindischen Armee:

in der Armee von Bengalen . . $0,43\,^0/_{00}$

   „   „   „   „ Madras . . $0,3\ \ ^0/_{00}$

   „   „   „   „ Bombay . . $\underline{0,6\ \ ^0/_{00}}$

                 insgesamt $0,44\,^0/_{00}$

in den vereinigten Königreichen dagegen im gleichen Zeitraum 0,93 %/₀₀ der Durchschnittsstärke und zwar in England 0,95, in Schottland 0,94, in Irland 0,83 %/₀₀.

Es ergeben sich somit für die sechs grossen europäischen Heere bezüglich der Verluste an Lungentuberkulose recht erhebliche Unterschiede. Den günstigen Verhältnissen im italienischen und österreichisch-ungarischen sowie auch im deutschen Heere, bei welch letzterem eine allmähliche aber sicher zu erkennende Abnahme der Erkrankungen hervortritt, stehen Russland und England mit mittleren Ziffern gegenüber, während das französische Heer eine die günstigen Verhältnisse Italiens fast fünffach, die deutschen Ziffern mehr als dreimal übersteigende Prozentzahl aufweist. Für die Beurteilung dieser Zahlen genügt jedoch nicht allein der Vergleich untereinander, es ist dazu auch derjenige mit dem Vorkommen der Tuberkulose in der Zivilbevölkerung des betreffenden Landes erforderlich. Dem Versuche eines solchen Vergleiches steht allerdings die erhebliche Schwierigkeit entgegen, daß die Erkrankungsziffern in der Armee zwar bekannt sind, für die Zivilbevölkerung jedoch, bei dem Fehlen einer Anzeigepflicht für Tuberkulose in fast allen europäischen Staaten auch nicht annähernd ermittelt werden können. Ebenso muß bei einem Vergleich der beiderseitigen Sterbezahlen der Umstand in Betracht gezogen werden, daß die Todesfälle in der Armee keineswegs den großen Verlust kennzeichnen, den die Tuberkulose bedingt; bei weitem der größte Teil der Tuberkulösen wird als dienstunbrauchbar oder invalide entlassen.

Immerhin ist eine Gegenüberstellung der Mortalität in der Zivilbevölkerung, welche ein relatives Bild der Tuberkuloseverbreitung in dem betreffenden Lande gewährt, mit der Morbidität in der Armee unter vorsichtiger Beurteilung aller Verhältnisse von Interesse.

Mortalität in der Zivilbevölkerung: Von 1000 Lebenden starben an Lungenschwindsucht: (Durchschnitt der Jahre 1894/97.)		Zugang an Lungentuberkulose in den Armeen: (Durchschnitt der letzten 4 Jahre.)
Grossbritannien und Irland	1,358	3,05 %/₀₀ K.
Italien	1,871	1,20 %/₀₀ K.
Deutsches Reich	2,245	1,75 %/₀₀ K.
Frankreich	3,023	5,30 %/₀₀ K.
Oesterreich-Ungarn	3,404	1,2 %/₀₀ K.
Russland	3,986	3,75 %/₀₀ K.

Ergebnisse der Zählkartensammelforschung über die Lungenschwindsucht in der preussischen Armee.

Die maßgebenden Gesichtspunkte für die Bekämpfung der Lungentuberkulose in der Armee hängen im wesentlichen von der Beantwortung der Frage ab: Beruht die Erkrankung hauptsächlich darauf, dass Rekruten mit latenter Tuberkulose in das Heer eintreten, oder wird die Krankheit in der Mehrzahl der Fälle von bisher gesunden Soldaten durch die Eigentümlichkeiten des Militärdienstes, insbesondere durch die Unterkunft in der Kaserne, das damit verbundene enge Zusammenleben, die dort herrschenden hygienischen Verhältnisse erworben, oder auf die Schlussfolgerungen übertragen: Hängt die Tuberkulose-Assanierung des Heeres wesentlich ab von der Rekrutierung, d. h. von der sorgfältigen Durchsiebung des der Armee zugeführten Menschenmaterials, oder spielt die Militärhygiene im weitesten Sinne des Wortes, die zweckmässige Unterkunft, die Ernährung und Bekleidung die Hauptrolle bei der Bekämpfung der Krankheit?

Diese Fragen gehen Hand in Hand mit den großen Streitfragen, welche die Tuberkulosewissenschaft bis in die neueste Zeit hinein ununterbrochen beherrscht haben. Es liegt nicht im Rahmen dieser Arbeit, auf alle Theorien der Entstehung und Uebertragung der Lungentuberkulose näher einzugehen; so scheidet die Frage: wird die Krankheit als solche oder nur die Disposition zu derselben vererbt? für unsere Zwecke aus, ebenso der in neuester Zeit die Tuberkuloseforschung bewegende Streit über die Identität der Menschen- und Rindertuberkulose; um so mehr interessiert für die militärischen Verhältnisse die scheinbar schon beantwortete und doch in neuester Zeit wieder strittig gewordene Frage der Uebertragung der Lungentuberkulose bei den Erwachsenen, sowie die Lehre von der Disposition.

Bis vor kurzem wurde von allen Aerzten mit ganz vereinzelten Ausnahmen die kontagiöse Natur der Tuberkulose anerkannt, und auch im großen Publikum war die Kenntnis von derselben weit verbreitet. Ueber die Entstehung der Krankheit beim Menschen herrschte insofern nicht völlige Klarheit, als Koch und mit ihm viele Forscher die Tuberkelbazillen als die einzige Ursache der Erkrankung ansahen, während andere das Vorhandensein einer Disposition für notwendig erachteten, auf deren Basis den Tuberkelbazillen erst die Entwicklung ermöglicht wurde. Im Auswurf sah man allgemein die Hauptquelle der Infektion; die Vererbung, der man früher die größte Bedeutung beilegte, war zwar in einer Reihe von Fällen nicht zu leugnen, ihre Bedeutung für die praktische Tuberkulosebekämpfung jedoch kaum in Betracht gezogen. Dementsprechend sehen Koch und seine Schüler die Hauptgefahr für Gesunde im engen Verkehr mit Schwindsüchtigen, namentlich in engen, unsauberen Wohnungen, und die Grundsätze seiner Bekämpfung der Krankheit bestehen in beschränkter Anzeigepflicht, der damit im Zusammenhange stehenden Desinfektion, der Isolierung auswerfender Kranker, besonders wenn sie in ungünstigen Verhältnissen leben, sowie der Belehrung breitester Volksschichten über Ansteckungsgefahr und Vorbeugungsmaßregeln.

Gegenüber dieser unter dem steigenden Einfluss der bakteriologischen Wissenschaft aufblühenden Lehre der strengen Kontagionisten mehrten sich in den letzten Jahren wieder die Zweifel, da die alten klinischen Erfahrungen sich mit derselben nicht ganz in Einklang bringen liessen. Einerseits stand den doch immerhin nur wahrscheinlichen Fällen der direkten Uebertragung der Lungentuberkulose beim Erwachsenen die Tatsache gegenüber, daß unzählige, in ganz gleicher Weise der Infektion ausgesetzte Menschen nicht an Lungenschwindsucht erkrankten, und gegenüber der schwerwiegenden, durch die Erfahrung des praktischen Arztes immer wieder bestätigten Tatsache der Tuberkulose in der Ascendenz konnte die Annahme einer sich immer wiederholenden Infektion nicht recht standhalten.

In dem Jakob-Pannwitzschen Sammelwerk (Entstehung und Bekämpfung der Lungentuberkulose. Von Jakob und Pannwitz, Bd. I) über die Entstehung und die Bekämpfung der Lungentuberkulose, welchem die reichen Erfahrungen der deutschen Lungenheilstätten zugrunde liegen, finden sich bezüglich der Entstehung der Lungentuberkulose im erwachsenen Alter folgende Lehrsätze:

1. Es besteht eine ererbte und in der Kindheit erworbene allgemeine Schwäche des Körpers. Bleibt eine derartige Minderwertigkeit des Organismus bestehen, so genügt schon diese für die Ansiedlung und Entwicklung des Tuberkelbazillus.

2. Zur Entstehung der Lungentuberkulose im späteren Alter auf Grund einer seit der Kindheit bestehenden Disposition bedarf es je-

doch noch besonderer Bedingungen, welche die von aussen eindringenden Tuberkelbazillen befähigen, die krankhaften Veränderungen zu erzeugen. Diese Bedingungen sind entweder allgemeiner Natur (mangelhafte hygienische Lebensverhältnisse, schwächende Krankheiten, Alkoholismus usw.) oder örtlicher Art (Schädigung der Lunge durch Berufstätigkeit, Traumata, Krankheiten der Atmungsorgane usw.).

3. Unter den gleichen Bedingungen allgemeiner Natur oder örtlicher Art können in den Lymphdrüsen abgelagerte Tuberkelbazillen mobilisiert werden und in die Lungen gelangen, um nunmehr Lungentuberkulose hervorzurufen.

4. Zur Entstehung der Lungentuberkulose beim Erwachsenen bedarf es aber keineswegs immer einer von der Kindheit her bestehenden Disposition. Es geben vielmehr sehr häufig auch im späteren Alter allgemein oder örtlich schwächende Einflüsse dem Tuberkelbazillus die Möglichkeit zu seiner Ansiedlung und Entwicklung.

Eine ganz neue Auffassung der Dinge brachte im Jahre 1903 v. Behring's Vortrag auf der Naturforscherversammlung in Kassel, in welchem er die Säuglingsernährung durch Kuhmilch als die Hauptquelle der Entstehung der Schwindsucht bezeichnete. Und zwar nimmt er eine allgemeine Durchseuchung der Bevölkerung mit Tuberkuloseinfektion in frühester Jugend an. Je nach dem Grade der Wirkung der eingeführten Bazillen, nach ihrer Zahl und der Häufigkeit ihrer Aufnahme kann es Monate, Jahre und Jahrzehnte dauern, bis eine manifeste Krankheit sich entwickelt. Wie bei der Diphtherie gehen die leichten Infektionen in Heilung über, die schweren führen zum Tode. Betreffs der bisherigen Anschauungen über den Infektionsweg erklärte v. Behring, dass nach seinem Dafürhalten bisher noch nirgends der einwandsfreie Beweis erbracht sei von dem Vorkommen von Lungenschwindsucht infolge einer epidemiologisch entstandenen tuberkulösen Infektion bei einem ausgewachsenen Menschen. Die Entstehung der Lungenschwindsucht durch Einatmen tuberkelbazillenhaltigen Staubes oder tuberkelbazillenhaltiger Tröpfchen stellt v. Behring entschieden in Abrede. Wohl bildet ein hustender Phthisiker eine Gefahr für seine Umgebung, im allgemeinen aber nur für Säuglinge, die durch Verschlucken des Staubes und der Tröpfchen infiziert werden. Eine Infektion Erwachsener kann durch die tuberkulöse Umgebung nur ausnahmsweise nach einer vorausgehenden krankhaften Veränderung des Verdauungsapparates oder infolge einer übermässigen Dosierung des Infektionsstoffes erfolgen und dann auch nur auf intestinalem Wege.

Es liegt auf der Hand, dass, wenn diese Theorien v. Behring's sich bestätigten, ein weiterer Zweifel über die zweckmässige Tuberkuloseassanierung des Heeres hinfällig sein würde. Die hygienischen Verhältnisse der Kasernen wären für die Verbreitung der Erkrankung ohne wesentliche Bedeutung, lediglich das Fernhalten tuberkulös veranlagter Gestellungspflichtiger und die schnelle Aussonderung solcher, bei denen die Tuberkulose nach der Einstellung zum Ausbruch gelangt, würde die Aufgabe des Militärarztes sein. Aber für Behring's Lehre haben sich naturgemäß bis heute nur wenig überzeugte Anhänger gefunden. Die Mehrzahl der Aerzte nimmt bezüglich der erörterten Streitfragen einen vermittelnden Standpunkt ein, und mit vollem Rechte hat die praktische Bekämpfung der Tuberkulose als Volkskrankheit beide Möglichkeiten der Infektion in Betracht gezogen.

Was insbesondere die Bekämpfung der Lungentuberkulose in der Armee betrifft, so liegt es nahe, zur weiteren Klarlegung der maßgebenden Fragen die großen Erfahrungen nutzbar zu machen, welche tagtäglich in der Armee selbst bei einem nach Hunderttausenden zählenden und unter dauernder ärztlicher Ueberwachung stehenden Menschenmaterial gemacht werden, um so mehr, als ein sachgemäßes und Erfolg versprechendes Vorgehen nur auf Grund der genauesten Kenntnis aller auch der vielleicht unbedeutend erscheinenden Tatsachen bei der Tuberkulose stattfinden kann.

Das Material von 11487 Zählkarten über Lungenschwindsüchtige, welches durch Sammelforschung der Medizinalabteilung des Preussischen Kriegsministeriums gegenwärtig zu Gebote steht, umfasst, dank unserer allgemeinen Wehrpflicht, alle Klassen der männlichen Bevölkerung in demjenigen Alter, in welchem der Ausbruch der Lungentuberkulose am häufigsten zu erfolgen pflegt; die Zählkarten sind über jeden aus dem Lazarett ausscheidenden Kranken, bei welchem Lungentuberkulose festgestellt war, ausgestellt, und die Diagnose ist in fast allen Fällen durch den Nachweis von Tuberkelbazillen, in einer sehr geringen Anzahl durch die positive Reaktion auf Tuberkulineinspritzungen gestützt; zweifelhafte Fälle finden sich in den Zählkarten nicht verarbeitet.

A. Prädisponierende Faktoren vor dem Eintritt in das Heer.
Bürgerlicher Beruf und Herkunft.

Die vorzugsweise Verbreitung der Lungentuberkulose in bestimmten Berufsarten ist eine den Aerzten längst bekannte und insbesondere dem Mititärarzt beim Musterungsgeschäft stets von neuem entgegentretende Erscheinung. Wir wissen aus der Statistik, dass die Maler und Schriftsetzer zu mehr als 50 %, die Steinhauer und Metallschleifer zu 75 % an der Tuberkulose beteiligt sind. Die Industriearbeiter überhaupt weisen doppelt so viel Tuberkulosefälle auf, wie die landwirtschaftlichen Arbeiter. Im allgemeinen werden folgende Berufstätigkeiten in besonderem Masse zu Tuberkulose disponieren:

1. Berufstätigkeiten, welche Katarrh, Verstopfung der feineren Bronchien oder Verletzungen und hierdurch eine örtliche Empfänglichkeit für den Krankheitserreger hervorrufen (Ueberladen der Lunge mit Staub, Verletzungen mit scharfkantigem oder ätzendem Staub).

2. Berufstätigkeiten, welche während der Arbeit eine derartige Haltung des Körpers bedingen, dass die Atmung vorzugsweise durch die unteren Partien der Lunge erfolgt, so dass durch die verminderte Luft- und Blutzirkulation in den oberen Partien eine örtliche Empfänglichkeit hervorgerufen wird.

3. Berufstätigkeiten, bei welchen, wie bei der sitzenden Lebensweise, infolge zu geringer Muskeltätigkeit und Bewegung eine Schwächung des Gesamtorganismus, insbesondere des Herzens, und damit ein allgemeiner Nachlass der Widerstandsfähigkeit des Körpers eintritt.

Die neuere Tuberkuloseforschung macht es jedoch sehr wahrscheinlich, dass nicht so sehr der einzelne Beruf als solcher es ist, der den Ausbruch der Krankheit begünstigt, sondern der Umstand, in welchen Räumlichkeiten und unter welchen äusseren Bedingungen dieser Beruf ausgeübt wird. Mehr und mehr weisen die statistischen Beobachtungen der letzten Jahre darauf hin, dass die Bekämpfung der Tuberkulose als Volkskrankheit mit der Assanierung der Wohnungen der unteren Stände einzusetzen hat. Dass die Lungentuberkulose viel mehr eine Werkstatt- als eine Berufskrankheit ist, ergibt sich ferner aus der wichtigen, von vielen Statistikern gemachten Feststellung, dass diejenigen Berufsarten, welche im Freien täglich stundenlang Staub einzuatmen Gelegenheit haben, wie die Strassenfeger, die Droschkenkutscher, Kohlenarbeiter, die ländlichen Arbeiter, und welche sicherlich durchschnittlich nicht in besseren Erwerbsverhältnissen leben als die in den Werkstätten befindlichen Arbeiter, trotzdem von der Tuberkulose mehr verschont bleiben.

Die 11 487 in den Zählkarten verzeichneten, an Lungentuberkulose erkrankten Armeeangehörigen gehörten vor ihrem Diensteintritt folgenden Berufsarten an:

	Berichtszeit	
	1890/97	1898/04
1. Arbeiter ohne nähere Angabe . . .	647	221
2. Arbeiter in ländlichen Betrieben . .	1343	858
3. Arbeiter in industriellen Betrieben .	536	611
4. Im Handelsgewerbe.	328	344
5. Handwerker	2774	1851
6. Schiffer, Fischer usw.	60	30
7. Dienstboten	246	144
8. Beamte und Lehrer	368	141
9. Studierte und Techniker	68	57
10. Kunstbeflissene (Musiker)	296	211
11. Schüler, Präparanden, Seminaristen .	76	48
12. Krankenwärter	10	12
13. Militärberufsanwärter	33	35
14. Nicht bestimmbar	139	—
Summe	9624	4563

Der Zugang aus den einzelnen Erwerbsklassen zeigt somit im allgemeinen innerhalb der beiden Zeitabschnitte eine ziemliche Uebereinstimmung. Eine bemerkenswerte Vermehrung findet sich im zweiten Zeitabschnitt unter den Arbeitern aus industriellen Betrieben, sowie unter den Militärberufsanwärtern, deren kleine Anzahl allerdings zu weiteren Schlüssen kaum berechtigen dürfte.

Ueberhaupt ist unseren Zahlen ein größerer wissenschaftlicher Wert nicht zuzusprechen, weil es zu ihrer weiteren Verwertung nötig wäre zu wissen, wie groß der Anteil der verschiedenen Berufsarten am Heeresersatz überhaupt gewesen ist. Erst aus diesen Vergleichszahlen würden sich brauchbare Schlüsse über die Bedeutung des Zivilberufs der Erkrankten ziehen lassen. Sodann ist in Betracht zu ziehen, daß die Bedeutung des bürgerlichen Berufs in der Armee, von Oekonomiehandwerkern und Musikern, sowie etwa noch von Schreibern und Krankenwärtern abgesehen, mit jedem Monat der Dienstzeit abnimmt, da der Eintritt ins Heer für die allermeisten einen völligen Wechsel der bisherigen Lebensgewohnheiten bedeutet.

Die Beobachtung in den meisten großen Armeen hat ergeben, daß hinsichtlich des Vorkommens der Lungentuberkulose in den verschiedenen Armeekorps mehr oder weniger ausgesprochene Beziehungen zu der Tuberkulose in der Zivilbevölkerung des betreffenden Bezirks bestehen, so zwar, daß diejenigen Armeekorps, welche den größten Zugang an Lungentuberkulose zeigen, in denjenigen Provinzen garnisonieren, in welchen die Tuberkulose eine besonders große Ausbreitung unter der Zivilbevölkerung besitzt.

Sehr deutlich scheinen diese Verhältnisse in denjenigen Ländern ausgesprochen zu sein, welche über eine relativ seßhafte Bevölkerung verfügen, und in denen der größte Teil der Gestellungspflichtigen in ihrer Heimatsprovinz ausgehoben und eingestellt wird.

So tritt diese Beziehung sehr deutlich zutage in Italien, dessen diesbezügliche Verhältnisse bereits in Teil I, S. 12 erörtert sind.

Auch für die französischen Verhältnisse konnte Kelsch dieselbe Tatsache bestätigen. Die Karte der militärischen Tuberkulose deckt sich fast vollständig mit der zivilen; besonders beteiligt sind die nördlichen und nordwestlichen Provinzen sowie die Umgegend von Lyon. Diese Beobachtung ist um so bemerkenswerter, als in der französischen Armee sehr viel häufiger als bei uns die Rekruten in einer von der Heimat entfernten Provinz ihrer Dienstpflicht zu genügen pflegen.

Für die preußische Armee ergaben die Ermittelungen der letzten 14 Jahre folgende Ergebnisse:

Die Armeekorps rangieren sich hinsichtlich des Durchschnittszugangs an Lungentuberkulose während des Zeitraumes vom 1. April 1890 bis 30. September 1904 in nachstehender Reihenfolge. Den Durchschnittszahlen sind hierbei gegenübergestellt die Prozentzahlen der Mortalität an Lungentuberkulose bei der Zivilbevölkerung der entsprechenden Bezirke innerhalb der Altersklassen von 15—60 Jahren.

Armeekorps	Zugang im Durchschnitt der Jahre 1890/1904	Entsprechende Zahlen der Sterblichkeit in der Zivilbevölkerung der betreffenden Provinzen
X.	2,8	3,1
III.	2,6	3,0
XIV.	2,5	3,8
VI.	2,4	3,1
XI.	2,3	3,5
XVI.	2,3	3,0
XVIII.	2,3	3,4
I.	2,2	1,8
VII.	2,1	3,7
VIII.	2,1	3,5
XII. u. XIX. (K. S.)	2,1	2,9
II.	2,0	2,3
XVII.	2,0	1,8
Garde	1,9	—
IX.	1,9	2,5
XV.	1,9	3,0
IV.	1,7	2,3
V.	1,6	2,3

Demnach sind gewisse Beziehungen zwischen Zugangshäufigkeit an Lungenschwindsucht in der Armee und Verbreitung der Krankheit in der Zivilbevölkerung allerdings nicht zu verkennen. Die Armeekorps mit ausgesprochen hohem Krankenzugang, nämlich das X., III., XIV. und VI. liegen in Provinzen mit hohen Durchschnittszahlen bezüglich der Mortalität der Zivilbevölkerung. Umgekehrt zeigen die Provinzen Sachsen und Posen, in denen die am wenigstens mit Lungentuberkulose behafteten Armeekorps garnisonieren, auch einen günstigen Stand der Erkrankung bei der Zivilbevölkerung. Die Verhältnisse sind jedoch zweifellos viel weniger ausgesprochen als beispielsweise in Italien und Frankreich, und gerade die Beobachtung der letzten 6 Jahrgänge zeigt, daß, je mehr Jahrgänge für die Berechnung der Durchschnittszahlen in Betracht gezogen werden, umsomehr sich die Beziehungen zwischen beiden Zahlenreihen verwischen.

Noch weniger brauchbare Resultate ergibt die Nachforschung nach der Herkunft der Lungentuberkulösen bezüglich ihrer Heimatsprovinz. Im Durchschnitt der Jahre 1890/98 und 1898/04 erkrankten von je 1000 in den einzelnen Korpsbezirken ausgehobenen Mannschaften an Tuberkulose:

Aus dem Bezirk des Armeekorps	1890—97	1898—04	Aus dem Bezirk des Armeekorps	1890—97	1898—04
I.	5,2	5,0	XI.	4,2	2,2
II.	5,6	4,8	XIII. (K. W.)	3,1	2,5
III.	5,2	3,6	XIV.	4,8	3,9
IV.	4,1	2,7	XV.	5,5	4,7
V.	3,7	3,2	XVI.	5,2	5,5
VI.	4,9	3,7	XVII.	4,5	4,2
VII.	3,2	2,6	XVIII. (vier-	—	4,6
VIII.	4,4	2,9	jähriger		
IX.	3,2	2,5	Durchschnitt)		
X.	5,2	3,9			

oder nach der Höhe der $^0/_{00}$ Zahlen geordnet:

Aus dem Bezirk des Armeekorps	1890—1897	Aus dem Bezirk des Armeekorps	1898—1904
II.	5,6	XVI.	5,5
XV.	5,5	I.	5,0
I.	5,2	II.	4,8
III.	5,2	XV.	4,7
X.	5,2	XVIII.	4,6
XVI.	5,2	XVII.	4,2
VI.	4,9	X.	3,9
XIV.	4,8	XIV.	3,9
XVII.	4,5	VI.	3,7
VIII.	4,4	III.	3,6
Durchschnitt	4,3	Durchschnitt	3,6

Aus dem Bezirk des Armeekorps	1890—1897	Aus dem Bezirk des Armeekorps	1898—1904
X.	4,2	V.	3,2
IV.	4,1	VIII.	2,9
V.	3,7	IV.	2,7
VII.	3,2	VII.	2,6
IX.	3,2	IX.	2,5
XIII. (K. W.)	3,1	XIII. (K. W.)	2,5
		XI.	2,2

Diese Zahlen bilden zum großen Teil einen recht auffälligen Gegensatz zu den Graden der Tuberkulosehäufigkeit, welche für die Zivil- und Militärbevölkerung der betreffenden Bezirke festgestellt ist. Es kann ihnen daher für statistische Vergleiche wenigstens in bezug auf deutsche Verhältnisse nur ein geringer Wert beigemessen werden. Die sehr beträchtliche und jährlich im Zunehmen begriffene Fluktuation grade des männlichen, im militärpflichtigen Alter befindlichen Teiles der Bevölkerung, der Zug nach den großen Städten und in die Industriebezirke der westlichen Provinzen hat zur Folge, daß die Militärpflichtigen zu einem sehr erheblichen Teile in ganz anderen Provinzen Deutschlands zur Aushebung gelangen, als sie heimatberechtigt sind.

Auch die Frage der nationalen Disposition, welche für Heere gemischter Nationalitäten wie das russische und österreichische eine gewisse Rolle spielen, hat für die Verhältnisse der preußischen Armee keine Bedeutung.

Familienverhältnisse und erbliche Belastung.

Von den 6924 Zählkarten bis zum Jahre 1897 waren in 2044 gleich 295,2 %/₀₀ der Fälle tuberkulöse Erkrankungen in der Familie angegeben.

Die neubearbeiteten 4563 Zahlkarten weisen 1622 derartige Fälle auf. Wir finden also auf 11 487 Fälle 3606, in denen tuberkulöse Erkrankungen in der Familie vorgekommen waren, und zwar 1504 mal beim Vater allein, 975 mal bei der Mutter allein, 532 mal bei beiden Eltern gleichzeitig. 121 mal ist ohne nähere Angabe vermerkt, daß erbliche Belastung vorlag. 454 mal waren Geschwister an Tuberkulose erkrankt, während die Eltern gesund oder an anderen Krankheiten gestorben.

Tuberkulose in der direkten Ascendenz bestand demnach sicher in 3011 von 11 487 Fällen. Dieser gefundene Prozentsatz stimmt ziemlich genau überein mit der von Jakob und Pannwitz über 3295 Patienten von Lungenheilstätten veröffentlichten Statistik. Auch sie finden unseren Berechnungen entsprechend in nicht ganz einem Drittel der Fälle hereditäre Belastung. Diese Autoren beschränken allerdings diesen Prozentsatz ganz wesentlich, indem sie als hereditäre Belastung nur diejenigen Fälle ansehen, in deren unmittelbarer Ascendenz (Vater, Mutter, Eltern) die Tuberkulose schon vor der Geburt bestanden hat. Es bleiben dann von 900 Belasteten nur 119 gleich 13 % übrig. Der entsprechende Vergleich lässt sich nicht anstellen, da in unseren Zählkarten der letzterwähnte Umstand nicht berücksichtigt ist.

Eine gleichartige Enquête über militärische Verhältnisse liegt von Lemoine (Arch. de med. et de pharm. milit. Bd. 41. S. 97 ff.) vor. Lemoine, der bei einer großen Zahl (3193) von Kranken genaue Nachforschungen über die familiären Verhältnisse anstellte, fand, daß 37 % der tuberkulös Erkrankten tuberkulöse Verwandte hatten. Bei weiteren 24 % der Kranken waren persönliche Antecedentien vorhanden, d. h. sie waren vor ihrer Einstellung längere Zeit hindurch in enger persönlicher Berührung mit nicht verwandten Tuberkulösen gewesen. Nur 39 % waren frei von prädisponierenden Momenten.

Wie in den meisten gleichartigen Statistiken überwiegt auch bei uns die Belastung von seiten des Vaters sehr deutlich. Hierbei ist zu berücksichtigen, daß die männliche Bevölkerung überhaupt stärker an der Tuberkulose beteiligt ist als die weibliche. Nach der preußischen Statistik der letzten Jahre betragen die Prozentzahlen der Mortalität bei der männlichen und weiblichen Bevölkerung ca. 26 bezw. 22 %$_{00}$.

Weiter ist es von Interesse, wie viele der in dem besprochenen Sinne Belasteten schon bei der Einstellung, bei noch scheinbarer Gesundheit, Zeichen körperlicher Minderwertigkeit im Sinne des Habitus phthisicus, also bezüglich des Knochenbaues, besonders des Baues des Brustkorbs, der Beschaffenheit der Muskulatur, des Fettpolsters, der Färbung der Haut und Schleimhäute usw. zeigten.

Diese Prüfung ist für die Jahrgänge 1898—1904, also bei 4563 Zählkarten, erfolgt. Unter den 1622 Fällen, bei denen tuberkulöse Belastung angegeben ist, finden sich in 1208, also in 75 %, Angaben über körperliche Degenerationszustände im Sinne des Habitus phthisicus in den Mannschaftsuntersuchungslisten vor.

Ohne also die wissenschaftliche Streitfrage zu berühren, ob die erbliche Belastung auf direkter Vererbung der Krankheit oder auf der bei schwindsüchtigen Familien naheliegenden Ansteckung im Kindesalter beruht, wird man zu dem Schlusse berechtigt sein, daß diejenigen Gestellungspflichtigen, welche Tuberkulose in direkter Ascendenz nachweisen können — fast $^1/_3$ aller derjenigen, welche während ihrer Dienstzeit an Tuberkulose erkranken — und deren Körper gleichzeitig Degenerationszeichen im Sinne des Habitus phthisicus aufweist, mit sehr hoher Wahrscheinlichkeit an Tuberkulose leiden, auch wenn die objektive Untersuchung der Lungen keine physikalisch nachweisbare Erkrankung ergibt.

Auf die Bedeutung dieser Tatsachen für das Aushebungsgeschäft wird weiter unten noch näher einzugehen sein.

Die Familientuberkulose steht mit den Tuberkuloseverhältnissen in der Heimat der Erkrankten in gewisser Beziehung. Je weiter die Krankheit in der Zivilbevölkerung verbreitet ist, um so mehr werden aus diesen Bezirken solche Leute hervorgehen, welche in ihrer Familie Tuberkulose haben oder daselbst der Ansteckungsgefahr ausgesetzt waren und umgekehrt.

An den Zählkarten der Jahre 1890/97 ließ sich nachweisen, daß die Familientuberkulose am seltensten bei den Erkrankten aus den nordöstlichen Provinzen Ostpreußen, Westpreußen, Pommern verzeichnet ist, und daß aus den von der Krankheit mehr heimgesuchten Gebieten des Reiches auch mehr Tuberkulöse stammten, bei denen Angehörige von der Tuberkulose befallen waren.

Körperbeschaffenheit.

Die besondere Körperbeschaffenheit tuberkulös Veranlagter hat für die militärärztliche Praxis eine besondere Bedeutung insofern, als sie beim Ersatzgeschäft ein wichtiges Moment zur Erkennung der Frühstadien der Lungentuberkulose oder auch nur der Veranlagung zu dieser Krankheit darstellt, und bei den Massenuntersuchungen gelegentlich der Musterung und Aushebung von vornherein auf alle komplizierten klinischen Untersuchungsmethoden verzichtet werden muß. Es handelt sich hierbei nicht um den seit alters bekannten Habitus phthisicus in seiner ausgeprägten Form, der nach den heutigen Anschauungen über das Wesen der Tuberkulose lediglich die Folge einer schon längst bestehenden Erkrankung darstellt und die Einstellung des Betreffenden von vornherein verbietet, sondern um jene oft nur dem geübten ärztlichen Auge erkennbaren Anomalien der Entwicklung, welche sich bei Mitgliedern von Familien, in denen die Tuberkulose seit Generationen heimisch ist, finden und dem ganzen Habitus, häufig auch der Psyche, ein gewisses verändertes Gepräge aufdrücken.

Als solche Degenerationszeichen der tuberkulös Belasteten gelten gemeinhin die zarte, durchscheinende Haut, schöne, aber dünne, wenig resistente Zähne mit gerötetem Zahnfleischsaum, Schlaffheit der Muskulatur, weiblicher Haarwuchs am Mons veneris u. a. m. Neuere Untersuchungen haben ferner ergeben, daß das Herz vieler Phthisiker zur Zeit der Pubertät absolut und relativ für den Körper zu klein ist; im Zusammenhang damit steht eine mangelhafte Entwicklung des Gefäßsystems überhaupt.

Besonderer Wert wurde von jeher der Konfiguration des Brustkorbes beigelegt, und der bekannte paralytische Thorax galt lange Zeit als ein besonderes Anzeichen von erblich seit Generationen belasteten Individuen.

Für die militärärztliche Praxis muß es als besonders wichtig erscheinen, wenn sich diese Anfangssymptome einer mangelhaften Ausbildung des Brustkorbes irgendwie durch bestimmte Maße in praktisch brauchbarer Weise definieren ließen; denn die Beurteilung aller jener Degenerationszeichen hängt in ihren ersten Anfängen mehr oder weniger vom subjektiven Urteil des Arztes ab. Von jeher war daher die militärärztliche Wissenschaft bemüht, brauchbare Grenzwerte in dieser Beziehung zu finden.

Man versuchte aus den anatomischen Verhältnissen des Brustkorbes Maße zu konstruieren, welche als Wertmesser für die Militärtauglichkeit gelten könnten. Ebenso wurden in manchen Armeen bestimmte Grenzwerte, sogenannte Minimalgewichte, aufgestellt, die in einem gewissen Verhältnis zur Körpergröße stehen sollen. Man hat die Widerstandsfähigkeit des Körpers durch die Formel:

$$\frac{\text{Körpergewicht} \times \text{Brustumfang}}{\text{Körpergrösse}}$$

auszudrücken versucht, und es unterliegt keinem Zweifel, daß, wenn sich die dabei gewonnenen Werte auch nicht als allgemein giltig erwiesen haben, doch zwischen diesen drei Faktoren wichtige Beziehungen bestehen. Nach Robert und Allaire soll das Gewicht, in Kilogrammen ausgedrückt, annähernd der Zahl der Zentimeter entsprechen, um welche die Körpergröße 1 m übersteigt.

Es liegt somit nahe, diese Verhältnisse für Tuberkulöse und Nichttuberkulöse an der Hand eines großen Sammelmaterials näher zu vergleichen. Der Wert etwaiger positiver Ergebnisse bei der Beurteilung des Gesundheitszustandes Auszuhebender bedarf keiner näheren Erläuterung.

Die aus dem Zählkartenmaterial 1890—97 gewonnenen Ergebnisse führten zu keinem praktisch verwertbaren Resultat. Aus den großen Zahlenreihen ergab sich allerdings die Tatsache:

1. Bei den Tuberkulösen war das Körpergewicht im Verhältnis zur Körpergröße minderwertiger, als bei der dienstfähigen Mannschaft.

2. Bezüglich des Brustumfangs im Verhältnis zur Körpergröße betrugen die Durchschnittsmaße:

In Bezug auf die Größe . . . . 168,5 cm.

In Bezug auf den Brustumfang (nach tiefster Ausatmung) 82,9 cm.

Nach Seggel (Kirchner, Grundriß der Militärgesundheitspflege) besitzen Körperlänge und Brustumfang folgende einander entsprechende Mittelwerte:

Körperlänge: cm 164 — 166 — 167 — 168 — 169

Brustumfang: cm 83,5 — 84 — 84,25 — 84,5 — 84,75.

Bei Mannschaften von der Durchschnittsgröße der 6924 Lungenschwindsüchtigen müßte also ein Brustumfang von 84,62 cm vorhanden sein. Tatsächlich betrug der letztere aber nur 82,9 cm, also 1,7 cm weniger, als Seggel fordert. Der Durchschnitts-Brustumfang der Tuberkulösen, 82,9 cm, mit dem halben Größendurchschnitt 84,3 cm verglichen, ergab gleichfalls eine Minderwertigkeit des Brustumfanges von 1,4 cm.

Als maßgebender Ausdruck der Veranlagung zur Erkrankung konnten die bei den Tuberkulösen gefundenen Zahlen jedoch nicht angesehen werden. Aehnliche Verhältnisse, wie sie bei einem großen Teil der später an Lungentuberkulose Erkrankten ermittelt wurden, bestanden auch bei einer immerhin nicht geringen Anzahl anderer Militärpflichtiger, die ihrer Dienstpflicht ohne Nachteil zu genügen imstande war.

Bezüglich des Zählkartenmaterials 1898—1904 ist die Frage Körpergröße und Brustumfang bereits von Stabsarzt Dr. Schwiening bearbeitet worden. Seiner in der Deutschen Militärärztlichen Zeitschrift 1906 No. 5 erschienenen Arbeit sind die folgenden Tabellen und Ausführungen direkt entnommen.

Schwienings Untersuchungen erstrecken sich auf die ca. 4500 Zählkarten der genannten Jahrgänge, deren Ergebnis mit den entsprechenden Messungen von 4700 nichttuberkulösen Soldaten verglichen werden.

Auf Figur 2 sind als Vergleich neben den Tuberkulösen die betreffenden Größenverhältnisse der beim Oberersatzgeschäft vorgestellten Militärpflichtigen aufgezeichnet, welche wohl am besten ein Bild von der Körpergröße im militärpflichtigen Alter überhaupt geben. Das Uebergewicht der großen Leute bei den Tuberkulösen tritt deutlich hervor.

Figur 2.

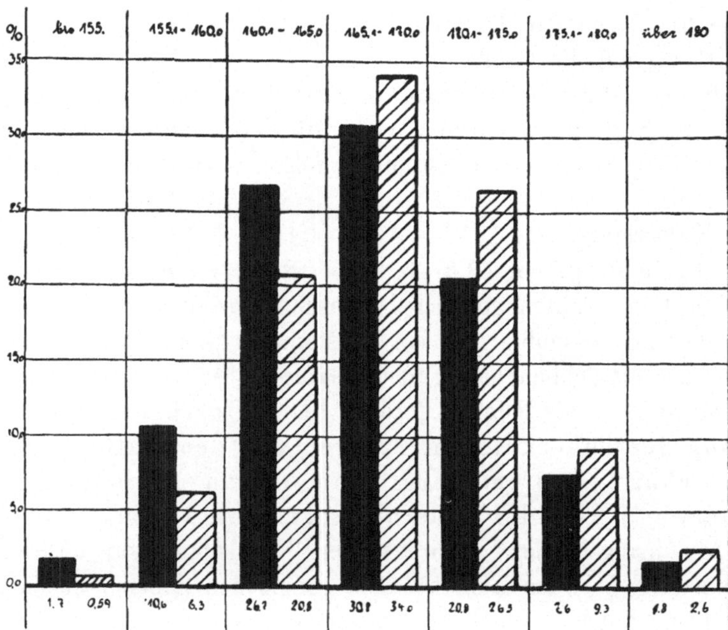

Das Verhältnis von Brustumfang zur Körpergröße betrug bei einer Größe von

bei den	bis 155 cm	155,1 bis 160 cm	160,1 bis 165 cm	165,1 bis 170 cm	171,1 bis 175 cm	175,5 bis 180 cm	180,1 bis 185 cm	über 185 cm
Nichttuberkulösen .	53,1	51,9	50,9	50,1	49.2	48,5	47,7	47,7
Tuberkulösen . . .	52,1	51,3	50,4	49,4	48,7	48,1	47,3	47,1

Es zeigen sich also auch hier zwischen den Nichttuberkulösen und Tuberkulösen geringe, durch das ganze Material gehende Unterschiede. Die Differenz ist aber so gering, daß eine praktische Verwertung im Einzelfalle ausgeschlossen erscheint. Nur wenn die niedrigste Prozentzahl des Brustumfanges zu einer bestimmten Körpergrösse bei den Nichttuberkulösen stets höher wäre, als die höchste bei den Tuberkulösen vorkommende, ließen sich im Einzelfalle verwertbare Schlüsse ziehen. Dieses ist aber bei unseren Zahlen nicht der Fall. Bei den Tuberkulösen übersteigt vielmehr die Prozentzahl in vielen Fällen den Durchschnitts-, ja den höchsten Satz der Nichttuberkulösen, und umgekehrt bleibt bei vielen Nichttuberkulösen das Prozentverhältnis hinter dem niedrigsten Wert der Tuberkulösen zurück.

Hieraus geht klar hervor, daß die Unterschiede wohl bei den aus großen Zahlenmassen gewonnenen Durchschnittswerten nachweisbar sind, im Einzelfall aber keine Bedeutung für die Beurteilung des Körperzustandes hinsichtlich etwaiger Anlage zu tuberkulösen Erkrankungen beanspruchen können. Man könnte dem entgegenhalten, daß man ja nicht wissen könne, ob nicht von den Nichttuberkulösen die mit so geringem, der Tuberkulose verdächtigen Brustumfang ausgestatteten Leute tatsächlich später an Tuberkulose erkrankten. Demgegenüber ist darauf hinzuweisen, daß es sich bei unseren Nichttuberkulösen um Leute handelt, welche die anstrengenden Jahre der aktiven Militärzeit durchgemacht haben, ohne tuberkulös zu erkranken, und man kann wohl kaum annehmen, daß ein so großer Prozentsatz, wie er den gegenseitigen Zahlenverhältnissen entsprechen würde, d. h. etwa die Hälfte den Keim der späteren Lungenerkrankung in sich trägt.

Aus den obigen Prozentzahlen ist ferner zu ersehen, daß das Prozentverhältnis zwischen Brustumfang und Körpergröße kleiner wird, je mehr letztere ansteigt. Des weiteren ergibt sich, daß die vielfach aufgestellte Forderung, daß der Ausatmungs-Brustumfang mindestens gleich der halben Körpergröße sein solle, nicht als zutreffend angesehen werden kann, wie es übrigens auch schon von Fetzer und Seggel nachgewiesen ist. Von je 100 Leuten der betreffenden Größengruppe hatten einen Brustumfang, der größer war als die halbe Körpergröße:

bei den	bis 155 cm	155,1 bis 160 cm	161,1 bis 165 cm	165,1 bis 170 cm	170,1 bis 175 cm	175,1 bis 180 cm	181,1 bis 185 cm	über 185 cm	Insgesamt
Nichttuberkulösen .	92,6	91,9	68,9	53,4	32,1	24,9	17,4	19,1	51,3
Tuberkulösen . :	92,6	81,8	57,5	40,7	24,6	18,8	9,3	12,5	40,4

Auf Figur 3 (s. folgende Seite) findet sich die graphische Darstellung dieser Ermittelungen.

Je größer die Körperlänge, desto mehr nimmt der Prozentsatz derjenigen Leute ab, deren Brustumfang die halbe Körperlänge erreicht; dabei zeigt sich, daß bei den Tuberkulösen mit Ausnahme der ganz kleinen Leute in allen Größengruppen die Zahl derjenigen mit einem die halbe Körperlänge übersteigenden Brustumfang beträchtlich kleiner ist als bei den Nichttuberkulösen.

Figur 3.

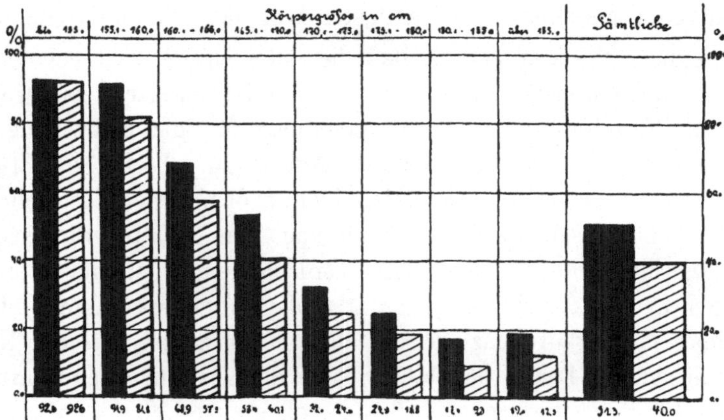

Wie stellt sich nun für jede Körpergröße das durchschnittliche Brustmaß? Es zeigt sich, daß bei den Nichttuberkulösen die Grenze, an der das Brustmaß der halben Größe entspricht, bei 168 cm liegt; bei abnehmender Größe nimmt das Plus kontinuierlich zu, bei steigender Größe kontinuierlich ab. Bei den Tuberkulösen liegt die Grenze etwas tiefer, schon bei 165 cm; die positive Differenz zur halben Größe ist nicht so groß als bei den Nichttuberkulösen, andererseits das Minus fast durchweg größer als bei den gesunden Leuten. Auch hierin drückt sich die geringere Ausbildung des Thorax bei den Tuberkulösen aus.

Was schließlich die Ausdehnungsfähigkeit oder den Brustspielraum bei Tuberkulösen und Nichttuberkulösen betrifft, so ergab sich:

Der durchschnittliche Brustspielraum betrug bei einer Körpergröße

bei den	bis 160 cm	160,1 bis 165 cm	165,1 bis 170 cm	170,1 bis 175 cm	175,1 bis 180 cm	180 cm über
Nichttuberkulösen .	7,2	7,4	7,6	7,8	7,9	8,2
Tuberkulösen . .	6,8	7,1	7,2	7,5	7,8	8,1

bei einem Ausatmungsbrustumfang

bei den	bis 80 cm	über 80—85 cm	über 85—90 cm	über 90 cm	Insgesamt
Nichttuberkulösen . . .	7,9	7,7	7,4	7,1	7,6
Tuberkulösen	7,3	7,4	7,2	7,0	7,3

Es zeigt sich also, daß die Ausdehnungsfähigkeit mit steigender Körpergröße zunimmt, und zwar bei beiden Kategorien in ziemlich gleicher Weise. Ferner ergibt sich, daß die Ausdehnungsfähigkeit, worauf bisher verhältnismäßig selten hingewiesen ist, mit steigendem Ausatmungs-Brustumfang abnimmt. Diese Abnahme der Ausdehnungsfähigkeit bei steigendem Brustumfang wird mit gleichzeitig steigender Körperlänge größer, d. h. die Differenz zwischen dem durchschnittlichen Brustspielraum bei dem niedrigsten und höchsten Brustumfang steigt proportional der Körperlänge. Die Differenz beträgt bei den Nichttuberkulösen bei einer Größe von:

bis 160 cm	160,1 bis 165 cm	165,1 bis 170 cm	170,1 bis 175 cm	175,1 bis 180 cm	über 180 cm
0,7	0,8	1,2	1,2	1,8	1,4

Eine Erklärung für diese Erscheinung ist nicht schwer. Bei den höheren Brustumfängen genügt eben schon ein etwas geringerer Spielraum, um die erforderliche Ausdehnung der Lungen zu ermöglichen, während bei kleineren Brustumfängen hierzu eine größere Ausdehnung des Thorax nötig ist.

Schwiening's Untersuchungen sind somit ebenso wie unsere früheren in praktischer Beziehung ergebnislos gewesen.

Für die Aussonderungen der Tuberkulose verdächtiger Stellungspflichtiger lassen sich demnach, wie die Bearbeitung unseres großen Materials mit Sicherheit ergibt, aus den gebräuchlichen Methoden der Brustmessung für den Einzelfall maßgebende Schlüsse nicht ziehen. Die durch Maß ermittelten Werte können als Ausmusterungsgrund nur dann in Betracht kommen, wenn sie besonders erhebliche Abweichungen von den Durchschnittsverhältnissen ergeben. Geringe Grade sind lediglich ein Hinweis für den Militärarzt, bei der Ueberwachung der Gesundheitsverhältnisse der seiner Fürsorge anvertrauten Mannschaften solchen Personen besondere Aufmerksamkeit zuzuwenden.

Vorausgegangene Krankheiten.

Von den in den Zählkarten nachgewiesenen Lungenschwindsüchtigen hatten vor ihrer Einstellung gelitten:

	1890/97	1898/04	Summe der 14 Jahrg.
An Tuberkulose, an Lungenkrankheiten, sowie anderer der Tuberkulose verdächtiger Krankheiten	2985	2614	5599
An anderen den allgemeinen Körperzustand beeinträchtigenden Krankheiten	267	141	408
Keine bemerkenswerten Erkrankungen waren vorausgegangen bei	1907	991	2898
Angaben fehlen	1765	817	2582
Sa.	6924	4563	11487

Bei der uns am meisten interessierenden Gruppe I finden sich im einzelnen, und zwar für sämtliche 14 Jahrgänge zusammen verrechnet, verzeichnet:

Frühere Lungentuberkulose . . . . 13 Fälle

Kehlkopf- und Bronchialkatarrh, Husten und

Auswurf . . . . 2961 „

Lungenentzündung . . . . 821 „

Lungen- und Brustfellentzündung . . . . 762 „

Brustfellentzündung . . . . 411 „

Bluthusten und Lungenblutung . . . . . 178 „

Skrophulose und Drüsenerkrankungen . . . 157 „

Tuberkuloseverdächtige Krankheiten (Mittel-

ohreiterung, Gelenkentzündungen usw.). 296 „

Man kann mit Recht annehmen, daß alle in dieser Gruppe verzeichneten Gestellungspflichtigen, etwa genau die Hälfte aller später an Lungentuberkulose Erkrankten, mit latenter Tuberkulose behaftet waren. Der Zahlenunterschied, der dadurch entsteht, daß doch in einer Reihe von Fällen diese Annahme nicht zutreffen mag, wird reichlich ausgeglichen durch den Umstand, daß unter denjenigen in den Zählkarten Nachgewiesenen, bei denen Angaben über vorausgegangene Krankheiten fehlen, sicherlich ein nicht unwesentlicher Prozentsatz unserer Kategorie zuzurechnen wäre, wenn in diesen Fällen die Nachforschungen noch einmal mit größerer Gründlichkeit geführt werden könnten. Nehmen wir die Zahl 5599 als erwiesen an, so ergeben sich für das ganze Gebiet der Monarchie 400 Gestellungspflichtige pro Jahr, bei welchen Tuberkulose oder der Tuberkulose verdächtige Krankheiten vorausgegangen waren. Es unterliegt keinem Zweifel, dass bei noch sorgfältigerer Durchsiebung der Ersatzmannschaften, d. h. wenn die Zeit für gründlichere Untersuchung des einzelnen vorhanden wäre, diese Zahl wesentlich verkleinert werden könnte; andererseits muß aber diese Zahl gering erscheinen gegenüber der Gesamtzahl der in den einzelnen Berichtsjahren Ausgehobenen, welche im Durchschnitt der 14 Jahre ca. 200 000 betrug, zumal in den meisten in Betracht kommenden Fällen die vorausgegangene Krankheit bei der Musterung nicht bekannt ist und von den Militärpflichtigen sehr häufig verschwiegen zu werden pflegt.

B. Maßgebende Faktoren für die Erwerbung und Uebertragung der Lungentuberkulose nach dem Eintritt in das Heer.

Waffengattung.

Die folgende Uebersicht zeigt den durchschnittlichen jährlichen Zugang an Kranken überhaupt, sowie denjenigen an Lungentuberkulose bei den einzelnen Waffengattungen:

Waffengattungen	Zugang an			
	Kranken überhaupt		Lungentuberkulose nach Zählkarten	
	$^0/_{00}$ der Iststärke 1890/97	$^0/_{00}$ der Iststärke 1898/04	$^0/_{00}$ der Iststärke 1890/97	$^0/_{00}$ der Iststärke 1898/04
Infanterie	748,2	522,6	1,8	1,5
Kavallerie	795,3	553,8	1,9	1,8
Feldartillerie	859,4	599,2	1,8	1,4
Fußartillerie	867,9	600,8	1,9	1,8
Pioniere, Eisenbahn- und Verkehrstruppen	918,2	775,3	1,8	1,5
Train	1038,0	672,3	2,3	2,3
Oekonomiehandwerker	418,7	237,5	4,6	9,0
Bekleidungsämter	640,1	471,4	5,0	2,4
Militärkrankenwärter	417,0	392,0	2,3	1,6
Landwehrstämme	342,9	242,6	2,7	2,4
Festungsgefängnisse	947,5	698,3	5,5	6,9
Arbeiter-Abteilungen	1885,5	1577,4	6,0	8,4
Unteroffizierschulen	689,0	572,4	1,1	1,0
Militär-Bäckerabteilung	315,3	302,4	7,3	7,1
Invaliden der Invalidenhäuser	491,2	241,7	2,2	—
Kadetten	1158,1	855,6	0,38	—
Unteroffiziervorschulen	805,5	544.8	0,46	0,15

Die Ergebnisse der letzten 6 Berichtsjahre bestätigen die für die Berichtsjahre 1890/97 ermittelten Durchschnittszahlen, welche für die dem eigentlichen Frontdienst angehörenden Waffengattungen einen hohen allgemeinen Krankenzugang neben verhältnißmäßig niedrigen Zahlen von Lungenschwindsüchtigen, dagegen für die auf eine Tätigkeit in geschlossenen Räumen angewiesenen Mannschaftsgruppen, die Oekonomiehandwerker, die Bekleidungsämter, die Landwehrstämme und Militärbäcker-Abteilungen durchweg das umgekehrte Verhältnis zeigen.

Nicht unberücksichtigt darf hierbei bleiben, dass die letzteren im allgemeinen einen minderwertigen Ersatz bezüglich der Körperbeschaffenheit aufweisen.

Hervorzuheben ist, daß der bereits im Berichte von 1899 gefundene günstige Stand der Kadettenhäuser und Unteroffizierschulen, wie Vorschulen während des neuen Berichtszeitraumes in noch erfreulicherer Weise in Erscheinung tritt.

Von Interesse ist es, demgegenüber den Tuberkulosezugang bei den einzelnen Waffengattungen in der französischen Armee zu betrachten, welcher teilweise im Gegensatz zu dem bei uns gefundenen Verhältnis steht.

Nach Rouget (Etiologie de la tuberc. pulm. dans l'armee. Arch. de méd. et pharm. milit. Bd. 38. 1901) betrug der Gesamtzugang auf je 1000 der Kopfstärke:

	1892	1893	1894	1895	1896	1897
Spahis	1,92	3,78	4,46	4,68	4,82	3,93
Zouaves	3,52	4,13	4,27	3,42	3,37	2,15
Infanterie légère d'Afrique	3,62	5,39	8,74	9,61	10,66	6,02
Remonte	4,90	6,63	6,87	4,97	3,47	8,17
Train	5,13	4,59	8,31	6,64	6,17	7,71
Chasseurs à pied	5,28	3,72	4,75	6,64	4,80	5,73
Sécretaires d'état-major et du recrutement	5,59	5,33	3.65	7,51	5,71	7,24
Sappeurs-pompiers	6,03	11,68	3,05	3,54	8,20	9,51
Infirmiers militaires	6,73	5,67	5,61	8,46	9,30	8,22
Cavalerie	7,38	5,60	6,80	9,36	7,61	8,42
Infanterie	8,76	8,31	8,72	11,19	9,57	10,52
Gardes républicaines	13,12	3,74	2,01	4,44	2,75	1,35
Prisons, pénitenciers, ateliers de travaux publics	15,37	5,88	8,95	6,14	7,64	8,18

Dienstgrad.

Nach den für die Jahre 1890/97 gemachten Erhebungen war ein Unterschied der Erkrankungshäufigkeit an Lungentuberkulose nach dem Dienstgrade der Betroffenen auf Grund des Zählkartenmaterials nicht festzustellen.

Für die Berichtsjahre 1898/1904 ergeben sich folgende Zahlen: Von den 4563 Zugängen an Lungentuberkulose waren

Unteroffiziere . . . . 667 146,2 % d. Gesamtzahl = 1,61 $\%_{00}$
Mannschaften (akt.) 3775 827,3 % „ „ = 1,58 $\%_{00}$
Einjährig-Freiwillige 51 11,2 % „ „ = 0,97 $\%_{00}$
Mannschaften d. Be-
  urlaubtenstandes . 70 15,3 % „ „ = 0,92 $\%_{00}$

(rechts senkrecht: der Kopfstärke der betr. Kategorie im 6jähr. Durchschn.)

Es kamen in Abgang als:

	dienst- fähig $\%_{00}$	dienstun- brauchbar $\%_{00}$	ganzinvalide $\%_{00}$	gestorben $\%_{00}$	anderweitig $\%_{00}$
Unteroffiziere	10=15,0	8=121,0	547= 820,1	71=106,4	31=46,5
Mannschaften (aktive)	3= 0,8	613=162,4	2725= 721,8	403=106,8	31= 8,2
Einjährig-Freiwillige	—	16=313,7	34 = 666,7	1= 19,6	—
Mannschaften des Beurlaub-tenstandes	—	21=300,0	40= 571,4	4= 57,1	5=71,4
Summe	13= 2,8	658=144,2	334=6733,3	479=105,0	67=14,7

(rechts senkrecht: aller an Lungen- usw. Tuberkulose Erkrankten der betr. Kategorie.)

4563

Im Laufe der 14 Berichtsjahre stehen demnach 1654
Unteroffizieren 9783 Mannschaften gegenüber. Das Verhältnis ist ein durchaus konstantes geblieben. Eine Be-
nachteiligung der Unteroffiziere, d. h. der eine längere
Reihe von Jahren den Anstrengungen des Militärdienstes
ausgesetzten Leute besteht in keiner Weise. Dabei ist noch
hervorzuheben, dass unter den Unteroffizieren die am Tuberkulosezugang besonders beteiligten Musiker und Schreiber der Kommando-
behörden zum größten Teile einbegriffen sind; nach Abzug derselben
würde sich das Verhältnis für die eigentlichen Frontunteroffiziere noch
günstiger gestalten.

Dienst- und Lebensalter.

Von den während der Jahre 1890/1904 an Tuberkulose der Luftwege und Lungen Erkrankten standen:

	Zeitraum von 1890/97	Zeitraum von 1898/04	Insgesamt
Im ersten Dienstjahr. . .	3222	2291	5513
„ zweiten „ . . .	1779	1343	3122
In späteren Dienstjahren .	1923	929	2852
Summe	6924	4563	11487

3*

Bei Beginn der Erkrankung befanden sich (prozentual auf sämtliche 11 487 Zugänge der Jahre 1890/1904 berechnet):

Von denen die bei der Einstellung alt waren:	im Dienstjahr			Summe
	ersten $^0/_{00}$	zweiten $^0/_{00}$	höheren $^0/_{00}$	
über 23 Jahre	52,8	27,1	20,1	100
„ 23 „	51,6	27,4	21,0	100
„ 22 „	52,4	26,3	21,3	100
„ 21 „	48,1	28,4	23,5	100
„ 20 „	45,8	23,4	30,8	100
unter 20 „	20,4	15,8	63,8	100

Der Vergleich des Jahresmittels des gesamten Ersatzes mit den Durchschnittszahlen der in den Zählkarten nachgewiesenen Lungenschwindsüchtigen ergab für die Jahre 1892/98 berechnet:

Auf je 1000 im Alter

von mehr als 23 Jahr. Eingestellten erkrankt. an Lungentuberkulose 26,2
von unter 20 „ „ „ „ „ 7,8
von 21 „ „ „ „ „ 4,7
von 22 „ „ „ „ „ 4,3
von 20 „ „ „ „ „ 2,4

Das neu bearbeitete Zählkartenmaterial bestätigt demnach durchaus die im Sammelbericht 1899 niedergelegten Erfahrungen:

1. Weitaus der häufigste Zugang an Lungentuberkulose (51 %) fällt in das erste Dienstjahr. Hierbei sind sämtliche Altersklassen mit Ausnahme der jüngsten (unter 20 Jahren) ziemlich gleichmässig beteiligt. Es lässt sich jedoch eine geringe Steigerung mit zunehmendem Lebensalter feststellen, d. h. die mehrfach bei der Musterung wegen Körperschwäche zurückgestellten Leute erkrankten besonders häufig im ersten Dienstjahre an Lungentuberkulose.

2. Im zweiten Dienstjahre ist der Zugang naturgemäß absolut kleiner, zeigt jedoch in bezug auf die Altersklassen dem ersten Dienstjahre entsprechende Verhältnisse.

3. in den höheren Dienstjahren tritt ein starkes Uebergewicht der mit 20 Jahren und insbesondere der unter 20 Jahren Eingetretenen ein; von letzteren erkrankten über 60 % erst in einem höheren als im zweiten Dienstjahre.

4. Die verhältnißmäßig wenigsten Erkrankungen betreffen die mit 20 Jahren Eingestellten. Nahezu doppelt so stark sind die mit 21 und 22 Jahren Eingestellten beteiligt; mehr als die dreifache Er-

krankungshäufigkeit ist für die vor dem 20. Lebensjahr und mehr als die zehnfache für die nach dem 23. Lebensjahr zur Armee gelangten festzustellen.

Das Alter von 20 Jahren ist daher auch von dem Gesichtspunkte der Bekämpfung der Lungentuberkulose das günstigste für die Einstellung in das Heer (Schjerning a. a. O.).

Garnison.

Bezüglich des Einflusses der Garnison ergab der Sammelbericht 1899 die Tatsache, dass die grossen Garnisonen mit einer Iststärke von 3000 Mann aufwärts in deutlich hervortretender Weise einen höheren Krankenzugang aufzuweisen hatten. Wie die folgende Tabelle zeigt, fanden sich in den Gruppen mit hohem Krankenzugang (IV, V, VI) 28 von 38 Garnisonen der I. Klasse (73,7 %), 30 von 68 der II. (44 %), 46 von 111 der III. (41,4 %, 18 von 47 der IV. 38,3 %) und 122 der Gesamtheit = 40,2 % beteiligt.

Beteiligung der einzelnen Garnisonklassen am Zugang der Lungentuberkulose.

Aus der Gruppe	Garnison-Klasse I über 3000 Mann Iststärke		Garnison-Klasse II über 1001—3000 Mann Iststärke		Garnison-Klasse III über 401—1000 Mann Iststärke		Garnison-Klasse IV unter 401 Mann Iststärke		Summe	
	% dieser Klasse		% dieser Klasse		% dieser Klasse		% dieser Klasse		% aller Garnisonklassen	
	1890 bis 97	1898 bis 04	1890 bis 97	1898 bis 04	1890 bis 97	1898 bis 04	1890 bis 97	1898 bis 04	1890 bis 97	1898 bis 04
I. Frei von Tuberkulose .	—	—	—	—	—	—	17,0	—	3,0	—
II. Zugang an Lungentuberkulose bis 1,0 °/₀₀ K. .	—	2,6	4,4	1,1	19,8	18,7	14,9	11,2	12,1	10,3
III. Desgleichen von 1,1 bis 2,0 °/₀₀ K.	26,3	25,2	51,5	46,1	38,7	39,0	29,8	27,5	38,6	36,8
IV. Desgleichen von 2,1 bis 3,0 °/₀₀ K.	57,9	47,4	33,8	29,6	31,5	30,4	23,4	23,2	34,4	30,6
V. Desgleichen von 3,1 bis 4,0 °/₀₀ K.	13,2	13,1	8,8	7,7	6,3	5,8	6,4	6,4	8,0	7,4
VI. 4,1 °/₀₀ K. und mehr .	2,6	1,8	1,5	1,7	3,6	3,8	8,5	8,3	3,8	3,7

Die Vergleichszahlen des neuen Berichtszeitraumes bestätigen fast durchweg diese Resultate.

Geographische Einflüsse liessen sich nicht nachweisen, ebensowenig konnte ein gleichmässiger Einfluss der Sterblichkeitshöhe in der Zivilbevölkerung auf den Krankenzugang in grossen Garnisonen festgestellt werden. Lediglich die Einflüsse des großstädtischen Lebens als solche können für die Erklärung des erhöhten Zuganges in Betracht gezogen werden.

Kaserne und Unterkunft.

Die Erfahrungen, welche während des bearbeiteten 14jährigen Zeitraumes in der Armee hinsichtlich der Beziehungen zwischen Truppenunterkunft und Uebertragung der Lungentuberkulose gewonnen worden sind, beanspruchen ein ganz besonderes Interesse. Sind sie doch von größter Wichtigkeit für die Beurteilung der Maßregeln, welche zur Bekämpfung der Erkrankung getroffen werden müssen.

Von anderen Armeen liegen speziell aus Frankreich mehrere ausführliche Studien über diesen Gegenstand aus den letzten Jahren vor.

Sehr bemerkenswert ist die folgende Beobachtung des französischen Militärarztes Georges (Tuberculose et Casernement. Ann. d'Hyg. publ. Bd. 50 S. 120. 1903): In einer Garnisonstadt von 77 000 Einwohnern garnisonieren zwei Infanterie- und zwei Kavallerieregimenter. Sämtliche Truppen unterliegen hinsichtlich des Ersatzes, der Ernährung, der Küchen- und Menageverhältnisse, sowie der allgemeinen Regelung des Dienstes etwa den gleichen Bedingungen; sie unterscheiden sich lediglich durch Lage und Art des Kasernements. Je ein Kavallerie- und ein Infanterieregiment sind im Zentrum der Stadt in alten Kasernen untergebracht, die eine davon ist ein früheres Seminar, welches seit 1816 als Kaserne benutzt wird, und dessen bauhygienische Verhältnisse aller Beschreibung spotten, die andere ein früheres Kloster, welches seit 1879 als Truppenunterkunft dient. Die beiden anderen Regimenter, gleichfalls je ein Kavallerie- und ein Infanterieregiment, bewohnen Kasernen an der Peripherie der Stadt und zwar Neubauten aus den Jahren 1875—79 bezw. 1883—86. Die Stadt selbst zeigt eine sehr hohe Mortalitätsziffer bezügl. der Tuberkulose in der Zivilbevölkerung, welche für die Altersklassen von 20—39 Jahren = 6,69 ⁰/₀₀ beträgt.

Während einer 5jährigen Beobachtungsdauer wiesen die an der Peripherie liegenden Regimenter ganz gleichmäßig einen geringeren Zugang an Lungentuberkulose auf als diejenigen, welche in den eng bewohnten inneren Stadtteilen in alten Kasernen untergebracht waren.

Lachaud (Préservation de la tuberculose dans l'armée in „La revue" 1905 S. 430ff.) vertritt die Ansicht, daß jede Lungentuberkulose im ersten Dienstjahr auf Heredität, jede Erkrankung im zweiten oder höheren Dienstjahr auf Infektion in der Kaserne beruhe. Den Beweis hierfür sollen nach diesem Autor die Statistiken derjenigen Regimenter liefern, welche in alten Kasernen liegen und ihr Vergleich mit den in neuen Kasernen untergebrachten Truppenteilen. In fast allen alten Kasernen zeigte die Zahl der Entlassungen und Todesfälle an Lungentuberkulose im zweiten und dritten Dienstjahr höhere Ziffern als diejenigen des ersten. Als besonders beweisend werden angeführt: das 33. Regiment in Arras kaserniert in zwei alten Kasernen, welche aus den Jahren 1681 und 1730 stammen; auf 25 Erkrankungen im ersten Jahre der Dienstzeit kommen 30 solche in den beiden letzten; das 51. Regiment in Bauvais liegt in zwei Kasernen aus den Jahren 1731 und 1618. Dies Regiment weist in drei Jahren 60 Fälle von Lungentuberkulose auf; 27 entfallen auf das erste, 20 auf das zweite, 12 auf das dritte Dienstjahr. Abgesehen von dem Alter der Kasernen wird die stärkere oder schwächere Belegung als Grund für die Häufigkeit der Lungentuberkulose angegeben. Mit steigender Belegungsstärke steigt die Zahl der Zugänge an Lungentuberkulose. Der Aufsatz Lachauds bringt leider keine weiteren zahlenmäßigen Belege.

Der Frage der Kaserneninfektionen ist in der preußischen Armee, wie für alle anderen Infektionskrankheiten so auch für die Tuberkulose, von jeher die größte Aufmerksamkeit geschenkt worden; ein Einfluß des Kasernements und der Unterkunft auf die Morbidität an Lungentuberkulose trat jedoch niemals in Erscheinung. Die Sanitätsberichte der letzten 14 Jahre enthalten keinerlei Beobachtungen über Steigerung des Tuberkulosezugangs in alten Kasernen, ebenso wenig sind jemals Beobachtungen über nennenswerte Tuberkulose-Endemien gemacht worden.

In dem die Jahre 1890—97 berücksichtigenden Sammelberichte werden als einzige entsprechende Vorkommnisse innerhalb des achtjährigen Zeitraumes erwähnt 10 Fälle beim Infanterieregiment 61, welche innerhalb eines Jahres, vom Oktober 1896 bis Oktober 1897, bei zwei Kompagnien des Regiments vorkamen, sowie eine Beobachtung beim Bezirkskommando Rostock, bei welchem vier Jahre hintereinander in denselben Räumen vier als Schreiber tätige Unteroffiziere erkrankten.

Düms berichtet, daß die frühere Kaserne Pleißenburg in Leipzig in ihrem ältesten Teile einen Tuberkuloseansteckungsherd enthalten habe, der trotz der umfänglichsten und gründlichsten Reinigung, Neuverputz der Wände, teilweiser Neudielung u. a. nicht auszurotten war. Von den daselbst untergebrachten Mannschaften des Landwehr bezirkskommandos gingen Jahre hindurch Erkrankungen an Tuberkulose zu, und zwar wurden nicht nur junge Mannschaften, sondern auch alte Feldwebel, die vordem bei ihren Regimentern viele Jahre in anderen Kasernen gewohnt hatten, befallen.

Hieran schließt sich in den ganzen sechs Berichtsjahren von 1898—1904 nur eine einzige gleichartige Beobachtung.

In Loetzen wurde ein Mann vom Infanterieregiment 45 im Frühjahr 1900 längere Zeit wegen eines tuberkuloseverdächtigen Spitzenkatarrhs im Lazarett behandelt, dann zur Truppe entlassen, weil ein sicherer Befund sich nicht erheben ließ. Er tat bis zum Herbst jeglichen Dienst ohne Beschwerden, meldete sich aber dann wegen stärkeren Hustens wieder krank. Diesmal wurden Tuberkelbazillen im Auswurf nachgewiesen. Gleichzeitig kamen sechs Leute des Bataillons in Lazarettbehandlung, von denen drei Tuberkelbazillen im Auswurf hatten, drei an verdächtigem Lungenspitzenkatarrh litten. Die Annahme, daß der zuerst erkrankte Mann die anderen durch unvorsichtige Entleerung seines Auswurfs angesteckt habe, wurde durch das Auffinden von Tuberkelbazillen im Staube des Exerzierhauses und der Wachstube unterstützt. Meerschweinchen, denen man den Staub einverleibte, gingen an Tuberkulose zugrunde. Nach Verlegung des Wachtlokals und gründlicher Desinfektion des Exerzierhauses traten weitere Erkrankungen nicht mehr auf.

Ein gleiches Bild bietet die Beobachtung von direkten Uebertragungen der Lungentuberkulose im Einzelfalle. Abgesehen von den bisher aufgeführten Erkrankungen, welche man vielleicht als kleine Endemien auffassen kann, konnte der Sammelbericht 1899 nur sieben weitere Fälle anführen, in denen das unmittelbare Zusammensein mit tuberkulösen Kameraden als Ursache der Erkrankung angesehen war. Ganz ebenso verhält sich der Zeitraum 1898—1904. Auch hier ist trotz der sorgfältigen Nachfrage, welche in jedem Einzelfalle gelegentlich der Zählkartenaufstellung gehalten wurde, nur in einer ganz verschwindend kleinen Zahl von Fällen direkte Ansteckung verzeichnet.

1. Bei einem im Mai 1900 mit linksseitigem Spitzenkatarrh im Lazarett Kassel behandelten Kranken wurde festgestellt, daß dieser vier Monate lang mit einem im Februar vorher wegen frischer Schwindsucht aufgenommenen Manne auf derselben Stube einquartiert gewesen war und in dem Bette über demselben geschlafen hatte.

2. Bei zwei an Lungenschwindsucht erkrankten Füsilieren in Weißenfels stellte sich heraus, daß sie auf derselben Stube mit einem wegen des gleichen Leidens entlassenen Sergeanten gelegen hatten.

3. Ein Hilfshoboist vom Regiment 24 gab an, sich das Leiden dadurch zugezogen zu haben, daß er eine Flöte von einem wegen Tuberkulose entlassenen Musiker übernommen und benutzt habe.

Wesentlich häufiger wird Ansteckung bei denjenigen Militärpersonen angegeben, welche durch ihren Beruf am meisten mit Tuberkulösen zu tun haben, den Sanitätsmannschaften und Krankenwärtern. Während der Bericht 1899 25 derartige Fälle verzeichnete. finden sich in den Berichtsjahren 1898/1904 19 weitere Fälle dieser Art vor. Diese Beobachtungen entsprechen der längst festgestellten Tatsache, daß die Lungentuberkulose unter dem Krankenpflegepersonal eine große Ausbreitung besitzt, und sind für die Beurteilung der eigentlichen Militärverhältnisse naturgemäß nur von untergeordneter Bedeutung.

Unsere Statistik kann somit den Vorwurf nicht anerkennen, daß die Kaserne als solche einen geeigneten Herd für die Entwicklung der Lungentuberkulose bildet. Die in dieser Beziehung in unserer Armee gemachten positiven Beobachtungen sind so verschwindend, daß das Gesamtresultat kaum geeignet erscheint, diejenigen Theorien von der Uebertragung der Lungentuberkulose zu unterstützen, welche die direkte Ansteckung gesunder Erwachsener in den Vordergrund stellen. Denn für die erwähnte Hand voll Fälle unter über 11 000 Erkrankungen kann man das Spiel des Zufalls mit einem gewissen Rechte in Anspruch nehmen. Es erscheint daher nicht recht verständlich, warum eine Reihe französischer Autoren das Kasernenleben, ähnlich etwa wie das Leben in Gefängnissen und Zuchthäusern, als besonders in die Wagschale fallend hinstellt. Auch vom Standpunkt der strengen Kontagionisten aus, sind die Lebensverhältnisse in den Kasernen für eine Uebertragung der Lungentuberkulose nicht sehr geeignet. Es soll nicht in Abrede gestellt werden, dass mitunter wohl Leute mit offener Tuberkulose längere Zeit in den Kasernen verweilen. Auch bei der gewissenhaftesten ärztlichen Ueberwachung wird es bei der Truppe immer eine Reihe Tuberkulöser geben, die sich eine Zeitlang der ärztlichen Beobachtung entziehen. Nicht selten finden sie in Bureaus als Ordonnanzen oder dergl. Verwendung, da sie den Einwirkungen der anstrengenden Uebungen gegenüber sich als nicht genug widerstandsfähig erwiesen haben. Diese Tatsache wird auch durch eine Reihe von Krankengeschichten lungenschwindsüchtiger Soldaten (ich erinnere nur an die prägnanten von Grawitz beschriebenen Fälle von Tuberculosis acutissima), sowie überhaupt durch den schnellen Verlauf der Lungentuberkulose beim Militär bewiesen, auf welchen im folgenden Kapitel noch näher einzugehen sein wird. Grawitz (Dt. mil.-ärztl. Zeitschr. 1889) konnte aus den Obduktionsprotokollen einer großen Anzahl im Lazarett verstorbener Tuberkulöser Veränderungen nachweisen, die nach ihrem Charakter auf eine weit längere Zeit zurückzudatieren waren, als die Krankmeldung erfolgt ist. Rechnet man hierzu noch die Oekonomiehandwerker, denen ihre Beschäftigung die Atembeschwerden nicht so fühlbar werden läßt, daß sie sich krankmelden, Unteroffiziere, deren Krankmeldung einen Verzicht auf ihre ganze Karriere bedeutet, und ähnliche Elemente, so wird man einsehen, daß es auch in den Kasernen an Leuten, welche mit offener Tuberkulose behaftet sind, nicht ganz fehlt. Aber wer die Verhältnisse kennt, wird zugeben, daß diese Fälle in den Kasernen viel seltener sind, als irgendwo sonst in ähnlichen bürgerlichen Verhältnissen, seien es Fabriken, Werkstätten, Unterrichtsanstalten, oder wo sonst größere Menschenmassen dauernd zusammenleben. Namentlich in Fabriken und Werkstätten arbeiten jahraus jahrein Hunderte von Tuberkulösen täglich viele Stunden mit Gesunden zusammen. Viele von ihnen suchen erst, wenn sie arbeitsunfähig werden, ärztliche Hilfe nach, sehr oft wird diese Krankmeldung aus Gründen des Verdienstes lange hinausgeschoben. Ganz anders beim Soldaten: Die Krankmeldung erfolgt meistens, sobald subjektive Beschwerden auftreten; jeder, der irgend auffälliger hustet, wird außerdem durch seine Vorgesetzten zur Krankmeldung veranlaßt; es erfolgt sofortige ärztliche Untersuchung und bei dem geringsten Verdachte auf bestehende Lungentuberkulose Aufnahme in das Lazarett. Auch dem Zusammenleben an und für sich kann in der Kaserne bei weitem nicht die Rolle zugeschrieben werden, wie in Fabriken und ähnlichen Anstalten. Den größten Teil des Tages sind die Stubenbewohner im Freien, und inzwischen die Fenster der Kasernenstuben im Sommer wie im Winter weit geöffnet; tagsüber sind die Insassen überhaupt nur für kurze Stunden gemeinschaftlich in der Stube versammelt, und endlich werden die durch das gemeinschaftliche Schlafen hervorgerufenen Nachteile beim Frontsoldaten reichlich aufgehoben durch das ausgesprochene Freiluftleben, welches der Soldat in jeder Jahreszeit zu führen gewöhnt ist.

Hand in Hand damit geht die Tatsache, daß, wie oben erörtert, die eigentlichen Fronttruppen einen bei weitem günstigeren Stand hinsichtlich der Tuberkulosemorbidität einnehmen, als die in geschlossenen Räumen arbeitenden Armeeangehörigen.

Weitere Hilfsursachen der Erkrankung.

Wenn es demnach nicht berechtigt erscheint, die Kaserne und ihre hygienischen Verhältnisse für die Verbreitung der Lungentuberkulose verantwortlich zu machen, so muss doch betont werden, daß der

Militärdienst mit all seinen Eigentümlichkeiten den Ausbruch einer großen Anzahl von Phthisen bis zu einem gewissen Grade begünstigt.

Wenn man auf Grund der neueren Tuberkuloseforschungen mehr und mehr der Ansicht zuneigt, daß beim Erwachsenen eine ganze Reihe von Faktoren zusammenwirken müssen, um auf Grund einer früheren, u. a. aus der Kindheit herstammenden Infizierung des Körpers oder auch nur der Disposition den Ausbruch der Phthise zu bewerkstelligen, so ist nicht zu verkennen, daß im militärischen Leben eine ganze Reihe solcher Momente in ausgesprochener Weise zusammentreffen können.

Schon die militärische Ausbildung an sich vermag bei zur Krankheit disponierten Rekruten die latente Lungentuberkulose zur Entfaltung zu bringen. Die Morbiditätszahlen in den ersten Monaten nach der Einstellung geben hierfür das deutlichste Zeugnis. Wenn man erwägt, welch gewaltige Veränderungen in den Lebensgewohnheiten, der Beschäftigungsart mit der Einstellung der Rekruten in das Heer beginnen, an welche sich der Organismus verhältnismäßig schnell gewöhnen muß, wenn man berücksichtigt, wie gegen früher oft ungewöhnliche körperliche Leistungen von ihm verlangt werden, so wird es verständlich, daß an die Lungen und das Herz große Anforderungen gestellt sind.

Erfahrungsgemäß bewirken diese Faktoren, wie auch besonders die Regelmäßigkeit des täglichen Lebens, die Abhärtung, die kräftige Ernährung, bei der großen Masse der Soldaten eine beträchtliche Hebung der Körperkräfte, der Leistungsfähigkeit des Herzens und der Lungen sowie des Ernährungszustandes.

So vorteilhaft alle diese Umstände auf körperlich Gesunde einwirken, so verhängnisvoll kann ihr Einfluß unter Umständen auf diejenigen sein, welche den Keim der Tuberkulose bereits in sich tragen, indem es bei solchen Mannschaften früher oder später nicht selten zum Ausbruch einer offenen Tuberkulose kommt, während man annehmen darf, daß ein großer Teil von ihnen bei ruhiger Lebensweise zur Ausheilung gekommen wäre.

Einen ganz besonderen Einfluß der Rekrutenausbildung auf die Tuberkulosemorbidität betont Viguier unter Zugrundelegung der französischen Verhältnisse, der in einer verkehrten, allen hygienischen Grundsätzen widersprechenden Methode der Rekrutenausbildung den Hauptgrund der hohen Tuberkuloseziffer in der französischen Armee, besonders in den ersten Dienstmonaten, sieht. Aus der Idee heraus, daß der junge Soldat schon am 1., spätestens am 15. März für den Felddienst ausgebildet sein müsse, seien die ersten Dienstmonate mit militärischen Uebungen viel zu sehr überlastet, besonders auch mit solchen, welche in der Entwicklung und Ausbildung schon weiter vorgeschrittenen Soldaten vorbehalten bleiben sollten. Man fängt nach seiner Ansicht viel zu früh mit den Gewehrübungen, mit dem Exerzierschritt, mit den Marschübungen mit vollgepacktem Tornister usw. an, während gerade die der körperlichen Entwicklung so förderlichen turnerischen Uebungen auf die späteren Sommermonate verschoben werden. Er geht so weit, die Bildung besonderer „Corps de Suspects" vorzuschlagen, in denen die schwächeren Leute in einem langsameren Tempo für den Frontdienst ausgebildet werden sollen.

Das weitere Moment, welches für die Entstehung der Lungentuberkulose im militärischen Leben am häufigsten in Betracht kommt, sind Erkältungen und besondere dienstliche Anstrengungen.

Unter den 6924 Zählkarten des Sammelberichts von 1899 waren 2865 mal Erkältungen, 728 mal dienstliche Anstrengungen als Ursache der Erkrankung angegeben. Für die neubearbeiteten Jahrgänge sind die entsprechenden Zahlen 1635 und 508 mal. Die Angaben gehen vielfach ineinander über, oft wird von Anstrengungen und Erkältungen zugleich gesprochen. Wir finden also auf das gesamte Material von 11 487 Zählkarten Erkältungen und dienstliche Anstrengungen 5736 mal, d. h. genau in der Hälfte der Fälle verzeichnet.

Der Soldat wird naturgemäß bei dem Suchen nach einer Ursache seiner Erkrankung diese im militärischen Dienste täglich vorkommenden Ereignisse in erster Linie heraussuchen, ihre Bedeutung kann aber auch vom wissenschaftlichen Standpunkte nicht verkannt werden. Der Soldat ist, wie kaum ein Angehöriger eines bürgerlichen Berufs, gezwungen, alle Unbilden der Witterung auszuhalten, gleichviel, ob er sich körperlich disponiert fühlt oder nicht. Er ist beim Wachtdienst und ähnlichen Gelegenheiten verpflichtet, sich beispielsweise vollständigen Durchnässungen auszusetzen, lange Zeit in nassen Kleidern zu bleiben und dergleichen mehr. Auf Grund dieser starken Abkühlungen pflegen sich bei einer Reihe von Leuten anfangs leichte, sich oft wiederholende Bronchialkatarrhe einzustellen. Daß diese bei tuberkulös veranlagten Leuten eine sehr bedeutungsvolle Hilfsursache für den Ausbruch der Erkrankung darstellen, ist eine immer sich wiederholende Erfahrung.

Eine geringere Bedeutung als schädigendes Moment dürfte im militärischen Leben der Staubeinatmung zuzusprechen sein, obgleich auch die Staubentwicklung bei den militärischen Uebungen eine große Rolle zu spielen pflegt. Bei den sommerlichen Uebungen, besonders der Kavallerie, ist bei trockenem Wetter die Staubentwicklung oft eine sehr hochgradige, und man findet nach derartigen Uebungen dicke Massen von Staubpartikelchen in dem Nasen- und Rachensekret. Auch in der winterlichen Ausbildungsperiode der Mannschaften, in welcher die verschiedenartigsten Exerzierübungen in den Fluren der Kasernen sowie im Exerzierhause getrieben werden, findet trotz der vielfachen Vorsichtsmaßregeln eine unvermeidliche Staubentwicklung statt. Die militärischen Erfahrungen bestätigen hinsichtlich dieses Gesichtspunktes die Beobachtung, daß die Einwirkung des Staubes im Freien bei weitem nicht die Rolle, wie diejenige in geschlossenen Räumen spielt. Schon oben ist erwähnt, daß städtische Straßenreiniger, ebenso wie Feldarbeiter, nur eine geringe Tuberkulosemortalität aufweisen. Eine gewisse Gefahr für die Atmungsorgane pflegt der Staub erst dann zu bedingen, wenn er viel scharfkantige, mineralische Beimischungen enthält, welche Verletzungen der Schleimhäute hervorrufen. So beobachtete Düms in einer Garnison ein ungewöhnliches Ansteigen von chronischen Lungenkatarrhen und Tuberkulosefällen, deren Ursache mit größter Wahrscheinlichkeit darauf zurückzuführen war, daß als Beimengung zum Füllmaterial eines Exerzierhauses, um eine größere Haltbarkeit zu erzielen, Eisenspäne und anderer mineralischer Staubabfall benutzt worden war.

Sehr offenkundig sind die dienstlichen Schädigungen, welche in **traumatischer Einwirkung auf den Brustkorb** bestehen. Für die Lehre von der traumatischen Phthise sind die in der Armee gewonnenen Erfahrungen von großer Bedeutung, denn hier sind die für dieselbe maßgebenden Bedingungen in reichstem Maße vorhanden. Stoßende und erschütternde Einwirkungen grade auf die oberen Partien des Brustkorbes werden vielfach bei dienstlichen Veranlassungen hervorgerufen, z. B. beim Schießen, durch welches ein scharfer Rückstoß gegen die rechte Schlüsselbeingegend ausgeübt wird. Die Gelegenheit einer gleichen Kontusion der linken Schlüsselbeingegend geben die Gewehrgriffe der Infanterie tagtäglich; auch die Bajonettierübungen müssen hierfür in Betracht gezogen werden.

In der umfassenden Arbeit von Stabsarzt Bock 1893[1]) über traumatische Phthise in der Armee wird dargelegt, daß Lungentuberkulose durch Trauma, vornehmlich durch Kontusionen des Brustkorbes zweifellos in dem Sinne hervorgerufen werden kann, als die Folge-

---

1) Sammlung militärärztlicher Prüfungsarbeiten in der Büchersammlung der Kaiser Wilhelms-Akademie. No. XV. 19.

zustände der Verletzungen, insbesondere Blutungen, entzündliche Vorgänge, Ruhigstellung des Brustkorbes, einen günstigen Nährboden für Tuberkulosekeime abgeben, und daß daher derartige Verletzungen besonders sorgfältig von der Gefahr einer Infektion mit Tuberkelbazillen zu bewahren seien.

Nach dem Zählkartenergebnis der Jahre 1890—97 wurde unter 6924 Fällen 95 mal = 13,7 $\%_{00}$ Verletzungen als Hilfsursache der Tuberkulose angegeben. Dabei sind einige Fälle mit einbegriffen, in denen sich nach Verletzungen örtliche Tuberkulose der Knochen, der Hoden oder des Bauchfells entwickelt hatte, und erst später Lungentuberkulose hinzutrat. Unter den 4563 Zählkarten der Jahre 1898—1904 finden sich 89 = 19,1 $\%_{00}$ entsprechende Fälle angeführt; im ganzen ergeben sich somit unter 11 487 Zählkarten 184 = 16,4 $\%_{00}$ Fälle von Traumen.

In den einzelnen Fällen von Verletzungen lag vor:

	Berichtszeit 1890/97	Berichtszeit 1898/04	Im Ganzen
Verletzungen der Brust	79 mal	78 mal	157
Perforierende Brustwunden . . .	2 „	— „	2
Verletzung anderer Körperteile .	14 „	11 „	25
			184 mal

Unter den 89 Fällen der Berichtsjahre 1898—1904 lag zwischen Trauma und Krankmeldung ein Zeitraum von:

	Monaten											
	1	2	3	4	5	6	7	8	9	10	11	12
in Fällen	18	12	9	7	5	5	4	11	12	5	1	—

Bei der Beurteilung des ursprünglichen Zusammenhanges zwischen Trauma und ausgebrochener Lungentuberkulose spielt der dazwischenliegende Zeitraum die Hauptrolle. Je längere Zeit vergangen ist, um so unsicherer wird die Beurteilung. Am klarsten liegt sie in denjenigen Fällen, bei denen eine Lungenblutung unmittelbare Folge einer Verletzung des Brustkorbes war. Nach den Ergebnissen der bekannten Arbeit von Stricker über die Lungenblutungen in der Armee[1]) waren von den nach besonderer Gelegenheitsursache auftretenden Lungenblutungen 74,4 % sicher auf Tuberkulose zurückzuführen. Von den Kranken, welche ohne äußere Veranlassung eine Lungenblutung bekamen, waren 86,6 %, wahrscheinlich jedoch eine noch viel größere Anzahl tuberkulös.

1) Festschrift zur Feier des hundertjährigen Bestehens des medizinisch-chirurgischen Friedrich Wilhelms-Jnstituts. Berlin 1895.

C. Krankheitsverlauf.

Ueber den Verlauf der Lungentuberkulose bei den von dieser Krankheit ergriffenen Soldaten lagen bisher insofern unvollständige Beobachtungen vor, als die militärärztliche Beobachtung bezüglich des Einzelfalles sich nur auf eine verhältnismäßig kurze Zeit erstreckt. Allein die besonders schnell letal verlaufenden Krankheitsfälle, welche während der Lazarettbehandlung zum Tode führen, bilden hiervon eine Ausnahme; die übrigen entschwinden mit dem Tage ihrer Entlassung als dienstunbrauchbar oder invalide dem Gesichtskreise des behandelnden Arztes, welcher über das Schicksal des einzelnen Mannes nur in den seltensten Fällen etwas in Erfahrung bringen kann. Um von der Dauer unserer Erkrankungen an Lungentuberkulose sowohl bezüglich der Lebensdauer, als der Veränderungen der Erwerbsfähigkeit ein brauchbares Bild zu bekommen, sind über die in den Jahren 1898—1904 als dienstunbrachbar oder invalide entlassenen Unteroffiziere und Mannschaften Fragebogen bezüglich dieser Punkte an die Bezirkskommandos versandt worden. Unter den 4563 verarbeiteten Zählkarten der genannten Jahre befanden sich 517 von Leuten, welche während der Lazarettbehandlung gestorben waren, es bleiben somit 4046 von solchen, welche als dienstunbrauchbar oder als invalide entlassen wurden. Es gelang über 3756 die entsprechenden Daten mit Hilfe des Bezirkskommandos zu ermitteln, bei 290 war der Aufenthaltsort nicht festzustellen. Da diese 290 Fälle ohne jede absichtliche Auswahl ausgesondert sind, so können die durch die Verarbeitung der 3756 übrigen Fälle gewonnenen Resultate als vollständig angesehen werden. Hinsichtlich der Berechnung der Lebensdauer kommen zu diesen noch die 517 bereits in den Lazaretten Verstorbenen hinzu. Die folgenden Tabellen geben somit Aufschluß über die Lebensdauer bzw. die Veränderungen in der Erwerbsfähigkeit bei 4273 wegen Lungentuberkulose entlassenen Unteroffizieren und Mannschaften. Die hierdurch gewonnenen Ergebnisse dürften einen willkommenen Beitrag zur klinischen Kenntnis der Lungentuberkulose darstellen; sie umfassen einerseits eine so große Zahl von Beobachtungen, wie sie sich in ähnlichen Statistiken auch nicht annähernd verarbeitet findet, ferner geben sie die Durchschnittszahlen über Erkrankungen jeden Grades in der objektivsten Weise wieder.

Tabelle A veranschaulicht die Lebensdauer von 4273 Krankheitsfällen vom Tage ihrer Lararettaufnahme an gerechnet. Bei der Aufstellung der Tabelle sind vom 4. Beobachtungsjahre ab für die neueren Jahrgänge die entsprechenden Wahrscheinlichkeitszahlen eingesetzt

Tabelle A.

Lebensdauer von 4273 in den Jahren 1898/1904 wegen Lungenschwindsucht in Lazarettbehandlung gekommenen Unteroffizieren und Mannschaften.

Jahrgang	Zahl der in Lazarettbehandlung Genommenen	Davon sind gestorben																Summe der Gestorbenen		Mithin blieben v. H.
		im 1. Jahre				im 2. Jahre		im 3. Jahre		im 4. Jahre		im 5. Jahre		im 6. Jahre		im 7. Jahre		im 8. Jahre		überhaupt	v. H. d. Erkrankten	
		im Lazarett		nach der Entlassung: a) Zahl der Gestorbenen, b) v. H. der Erkrankten des betreffenden Jahrganges																		
		a	b	a	b	a	b	a	b	a	b	a	b	a	b	a	b	a	b			
1898/1899	557	81	14,5	104	18,7	150	26,9	112	20,1	20	3,6	16	2,9	7	1,3	10	1,8	4	0,72	504	90,5	9,5
1899/1900	736	110	14,9	145	19,7	184	25,0	122	16,6	31	4,2	18	2,4	12	1,6	4	0,54	4	0,45	630	85,6	14,4
1900/1901	708	84	11,9	149	21,0	194	27,4	125	17,7	27	3,8	17	2,4	6	0,85	7	0,99	4	0,56	613	86,6	13,4
1901/1902	740	79	10,7	155	20,9	197	26,6	120	16,2	32	4,3	9	1,2	8	1,1	7	0,95	4	0,54	611	82,6	17,4
1902/1903	776	91	11,7	143	18,4	207	26,7	116	14,9	16	2,1	15	1,9	8	1,8	7	0,90	4	0,52	607	78,2	21,8
1903/1904	756	72	9,5	155	20,5	183	24,2	106	14,0	25	3,3	15	2,0	8	1,1	7	0,93	4	0,53	575	76,1	23,9
	4273	517	12,1	851	19,9	1115	26,1	701	16,4	151	3,5	90	2,1	49	1,2	42	0,98	24	0,56	3540	82,8	17,2

in einem Jahr 1368 = 32 %

in 2 Jahren 2483 = 58,1 %

in 3 Jahren 3184 = 74,5 %

Die fett gedruckten Zahlen geben die Wahrscheinlichkeitszahl für das betreffende Jahr.

worden; die hierdurch verursachte Abweichung von der Wirklichkeit ist, wie ein Blick auf die Tabelle zeigt, nur sehr geringfügig und nicht ins Gewicht fallend, da die Mortalität vom 4. Beobachtungsjahre ab sich nur mehr in ganz kleinen Zahlen bewegt.

Von den 4273 Erkrankten waren vom Tage der Lazerettaufnahme gerechnet:

	verstorben	noch am Leben
nach Verlauf von 1 Jahr	$1368 = 32{,}0\,\%$	$2905 = 68{,}0\,\%$
„ „ „ 2 Jahren	$2483 = 58{,}1\,\%$	$1790 = 42{,}9\,\%$
„ „ „ 3 „	$3184 = 74{,}5\,\%$	$1089 = 25{,}5\,\%$
„ „ „ 4 „	$3335 = 78{,}0\,\%$	$938 = 22{,}0\,\%$
„ „ „ 5 „	$3425 = 80{,}1\,\%$	$848 = 19{,}9\,\%$
„ „ „ 6 „	$3474 = 81{,}3\,\%$	$799 = 18{,}7\,\%$
„ „ „ 7 „	$3516 = 82{,}3\,\%$	$757 = 17{,}7\,\%$
„ „ „ 8 „	$3540 = 82{,}8\,\%$	$733 = 17{,}2\,\%$

Jedem mit der neueren Tuberkulose-Literatur Vertrauten wird sofort auffallen, daß diese Zahlen einen ganz erheblich schwereren Verlauf der Erkrankung dokumentieren, als es die meisten anderen veröffentlichten Statistiken tun. Allerdings ist hierbei zu berücksichtigen, daß diese Statistiken meist für Heilstätten aufgestellt sind, also für Leute, welche die leichtesten erkennbaren Formen der offenen Lungentuberkulose zeigen, deren voraussichtlich gutartiger Verlauf schon die Vorbedingung für ihre Aufnahme in die Heilstätte war. Zum Vergleich mit der unserigen eignet sich noch am ehesten die umfassende Statistik Stadlers (Der Einfluß der Lungentuberkulose auf Lebensdauer und Erwerbsfähigkeit und der Wert der Volksheilstättenbehandlung. Arch. f. klin. Med. 75. Bd. 1903. S. 423.).

Diese über poliklinische Patienten der Universität Marburg aufgestellte Tabelle zeigt so auffallend verschiedene Resultate von der unsrigen, daß die Frage auf der Hand liegt, ob beide Tabellen überhaupt unter gleichartigen Gesichtspunkten betrachtet werden dürfen. Die Mortalität ist in den beiden ersten Berichtsjahren bei Stadler eine enorm geringe, auch im Vergleich mit den Statistiken von Lungenheilstätten, daß man annehmen muß, daß dabei lediglich leichte Fälle des ersten und zweiten Stadiums in Betracht gezogen sind, wie denn auch die Statistik zum Vergleiche der Heilerfolge bei Lungenheilstätten aufgestellt wurde. Nach seiner Tabelle ist ferner die Hälfte aller Erkrankten nach 5 Jahren noch im Besitze eines gewissen Grades von Arbeitsfähigkeit, d. h. noch nicht invalide im Sinne des

Nach Stadler waren auf je 100 Kranke berechnet:

Nach Verlauf von	1 Jahr	2 Jahren	3 Jahren	4 Jahren	5 Jahren	6 Jahren	7 Jahren	8 Jahren	9 Jahren
I. am Leben	95,2	81,7	72,8	67,0	59,7	54,1	44,2	35,3	25,5
II. verstorben	4,8	18,3	27,2	33,0	40,3	45,9	55,8	64,7	74,5
a) arbeitsfähig .	55,1	46,6	41,5	39,7	36,0	31,9	25,5	20,6	13,6
b) teilweise arbeitsfähig. .	11,8	13,1	13,6	13,0	12,1	11,6	9,7	7,2	5,3
a) u. b) überhaupt arbeitsfähig. .	66,9	59,7	55,1	52,7	48,1	43,5	35,2	27,8	18,9
c) arbeitsunfähig	4,8	5,2	5,1	4,6	4,0	4,2	3,9	3,6	2,9
d) Grad der Arbeitsfähigkeit unbekannt	23,5	16,8	12,6	9,7	7,6	6,4	5,1	3,9	3,7
Zahl der Fälle	670	541	477	448	397	357	311	277	243

Invalidenversicherungsgesetzes vom 13. Juli 1899, welches in § 5, 4 Herabsetzung der Erwerbsfähigkeit unter ein Drittel verlangt.

In der inhaltsreichen Statistik von Walther (Zeitschr. f. schweiz. Statistik. 1905. S. 43) über die Berner Volksheilstätte Heiligenschwendi zeigen nur die für die Kranken des dritten Stadiums angegebenen Mortalitätszahlen eine den unseren etwa entsprechende Höhe.

Das Absterben in den drei Stadien unter Zugrundelegung der Turbanschen Stadieneinteilung erfolgte dort in folgender Weise:

Figur 4.

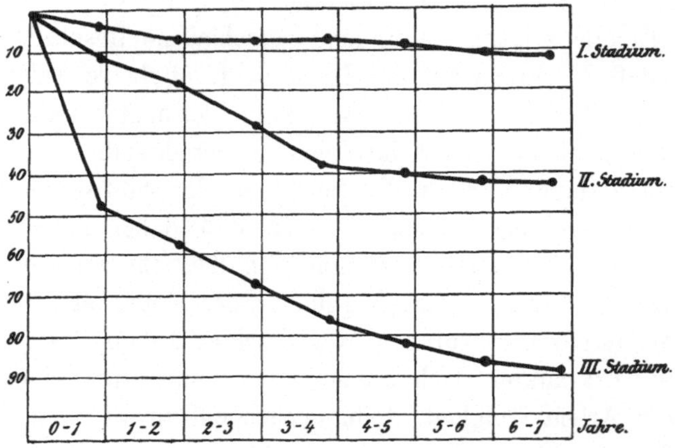

Eine Statistik Heibergs (Zeitschrift für Tuberkulose, Bd. IV, Heft 6, 1901), welche die Totenscheine aller in den 10 Jahren 1890/99 in Kopenhagen vorgekommenen Todesfälle an Lungentuberkulose berücksichtigt, enthält folgende Zahlen für Männer über 20 Jahren:

Von 959 Fällen starben im Jahre in Prozentzahlen:

Alter	1.	2.	3.	4.	5.	6.—10.	11 u. m.	Sa.	abs. Zahl der Altersklasse.
21—40	37	20	9	4	2	6	22	100	510
41—60	25	14	7	6	3	5	39	100	343
61 und mehr	32	10	4	4	5	2	44	100	106

Die Statistik zeigt somit bereits ein ganz anderes Bild, wenn sie nicht nach gewissen bestimmten Gesichtspunkten aufgestellt ist, sondern gleichmäßig alle Fälle umfaßt, welche in einem gewissen Zeitraum zur Beobachtung kommen. Der unsrigen am nächsten stehen wohl die Statistiken der Lebensversicherungen; sie unterscheiden sich hauptsächlich dadurch, daß das Krankenmaterial alle Altersklassen umfaßt und fast ausschließlich der besitzenden oder doch mäßig begüterten Klasse der Bevölkerung entstammt. In der von Jakob und Pannwitz angeführten Tabelle von 612 Fällen von Lungentuberkulose in zwei Lebensversicherungsgesellschaften findet sich folgende Krankheitsdauer angegeben: Die Erkrankung dauerte vom Auftreten der ersten Symptome ab:

$$
\begin{array}{lll}
\text{weniger als } 1/2 \text{ Jahr bei} & 57 & = 12,3\,\% \\
1/2{-}1 \quad \text{\textquotedbl} \quad \text{\textquotedbl} & 189 & = 40,9\,\% \\
1{-}2 \quad \text{\textquotedbl} \quad \text{\textquotedbl} & 99 & = 21,4\,\% \\
2{-}3 \quad \text{\textquotedbl} \quad \text{\textquotedbl} & 58 & = 12,6\,\% \\
3{-}4 \quad \text{\textquotedbl} \quad \text{\textquotedbl} & 17 & = 3,7\,\% \\
4{-}5 \quad \text{\textquotedbl} \quad \text{\textquotedbl} & 9 & = 1,9\,\% \\
5{-}6 \quad \text{\textquotedbl} \quad \text{\textquotedbl} & 8 & = 1,7\,\% \\
7{-}8 \quad \text{\textquotedbl} \quad \text{\textquotedbl} & 4 & = 0,9\,\% \\
8{-}9 \quad \text{\textquotedbl} \quad \text{\textquotedbl} & 7 & = 1,5\,\% \\
10{-}15 \quad \text{\textquotedbl} \quad \text{\textquotedbl} & 6 & = 1,1\,\% \\
16{-}20 \quad \text{\textquotedbl} \quad \text{\textquotedbl} & 2 & = 0,4\,\%
\end{array}
$$

Es starben also 54.6 % der Lungenschwindsüchtigen bereits innerhalb 2 Jahren nach dem Auftreten der ersten Krankheitserscheinungen.

Als Ergänzung unserer Resultate dient die von Hecker (Der Einfluß der Lungentuberkulose auf die Erwerbsfähigkeit von 300 Militärinvaliden. Deutsch. mil.-ärztl. Zeitschr. 1906. No. 4) veröffentlichte Statistik, welche aus den Akten der Landwehrinspektion Berlin über 60 Kriegs- und 240 Friedensinvaliden, sämtlich bereits verstorben, zusammengestellt ist. Bei diesen gestaltete sich der Verlauf der Lungentuberkulose so, daß am Schlusse des ersten Jahres nach der Entlassung etwa zwei Drittel, am Ende des zweiten Jahres noch etwa ein Drittel am Leben war. Nach sechs Jahren war das Verhältnis der Lebenden zu den Verstorbenen etwa wie 1 : 7, um vom 7. bis 33. Jahre allmählich abzunehmen.

Ziehen wir nun die in Tabelle A niedergelegten Resultate in Vergleich, so ergibt sich, daß die Lungentuberkulose bei Heeresangehörigen vielfach einen auffallend schnellen Verlauf nimmt. Dieser rasche Verlauf der Erkrankung bei Soldaten ist eine allerdings nicht neue Beobachtung. Es ist jedoch von Interesse, diese Tatsache an der Hand eines großen, sich über Jahre erstreckenden Beobachtungsmaterials bestätigt zu sehen.

Schon Grawitz (a. a. O.) fand bei der Bearbeitung von 221 Leichenbefunden tuberkulöser Soldaten in einer ganzen Reihe von Beobachtungen einen erstaunlich kurzen Zeitraum zwischen Krankmeldung und tödlichem Ausgang. Bei seinen 221 Fällen trat der Tod ein:

Innerhalb 1 Woche in 19 Fällen
„ 4 Wochen „ 87 „
„ 3 Monaten „ 167 „

so daß nur 54 Fälle von chronischer Schwindsucht übrig bleiben.

Der prozentuale Wert dieser Angaben ist allerdings dadurch beeinträchtigt, daß diese schnell verlaufenden Formen von Lungentuberkulose naturgemäß besonders häufig eine Leichenöffnung veranlaßten, während die große Masse der chronisch verlaufenden Erkrankungen zur Entlassung kommt.

Die ersteren besitzen aber an und für sich ein hohes klinisches Interesse schon insofern, als eine Reihe von Kranken, welche mit schwersten anatomischen Veränderungen behaftet, kurze Zeit nach ihrer Krankmeldung starben, bis zum letzten Tage jeden militärischen Dienst versehen hatten.

Die Krankheitsdauer von 517 in den Jahren 1898—1904 im Lazarett verstorbenen Lungenschwindsüchtigen ergibt sich aus Tabelle B.

Wir finden somit unter der grossen und keineswegs beeinflußten Zahl von 4273 Zugängen immerhin 52 = 12 $^0/_{00}$ Krankheitsfälle, die innerhalb eines Monats nach erfolgter Krankmeldung zum Tode führten, und 285 = 66,6 $^0/_{00}$ von Fällen, welche eine Krankheitsdauer von 1—3 Monaten nach erfolgter Krankmeldung bis zum tödlichen Ausgange aufzuweisen hatten.

Diese Verhältniszahlen sind im Vergleich mit anderen Statistiken und der ärztlichen Erfahrung des täglichen Lebens als recht hohe zu

Tabelle B.

Krankheitsdauer von 517 in den Jahren 1898/1904 im Lazarett verstorbenen Lungenschwindsüchtigen.

Jahrgang	Zahl der Verstorbenen	Davon sind gestorben innerhalb des ... Monats nach der Aufnahme												
		1.	2.	3.	4.	5.	6.	7.	8.	9.	10.	11.	12.	13.
1898/99	81	9	13	18	15	8	8	3	2	2	2	—	1	—
1899/00	110	14	18	33	17	15	9	2	2	—	—	—	—	—
1900/01	84	8	20	16	11	15	2	3	2	4	2	—	—	1
1901/02	79	8	20	23	13	11	4	—	—	—	—	—	—	—
1902/03	91	8	24	20	10	11	6	5	4	2	—	—	1	—
1903/04	72	5	. 8	20	13	8	6	5	3	2	—	1	1	—
Zusammen	517	52	103	130	79	68	35	18	13	10	4	1	3	1

bezeichnen. Es ist allerdings zu berücksichtigen, daß unsere ganze Statistik lediglich Kranke aus der Altersklasse zwischen 18 und 30 Jahren umfaßt, in welchem Alter der Verlauf der Lungentuberkulose bekannterweise am schnellsten zu sein pflegt. Nach Sheridan Délepine entfielen von den 6439 in London im Jahre 1897 an Lungentuberkulose Gestorbenen 3577 = 55,5 % auf das Alter von 20—30 Jahren, 2862 = 44,5 % auf das Alter von 30—60 Jahren. Nach einer soeben veröffentlichten Statistik von Burkhardt (Zeitschr. f. Hygiene u. Infektionskrankheiten, Bd. 53, 1906, S. 139) verteilten sich 369 letale Lungentuberkulosen auf die Altersklassen folgendermaßen:

$$18—30 \text{ Jahre} \quad 143 = 39\,\%$$
$$31—40 \quad „ \quad 101 = 27\,\%$$
$$47—50 \quad „ \quad\ \ 62 = 17\,\%$$
$$51—60 \quad „ \quad\ \ 39 = 11\,\%$$

Der schnelle Verlauf eines so hohen Prozentsatzes von Lungentuberkulosen in der Armee muß uns darauf hinleiten, daß vielleicht eine Reihe von Eigentümlichkeiten des Militärdienstes auf disponierte, bezw. mit latenter Tuberkulose behaftete Individuen einen schädigenden Einfluß ausübt. Während also vielfach teilweise schon vernarbte Lungenherde, welche im bürgerlichen Berufe keine Beschwerde verursachten und sich auch objektiv bei der Einstellung nicht nachweisen ließen, unter gleichbleibenden Verhältnissen allmählich erlöschen, wenn nicht gar einer völligen Heilung Platz machen können, sehen wir je nach der körperlichen Konstitution des Einzelnen und dem Maße der einwirkenden Schädlichkeiten die Krankheit beim Militär nicht selten nach kürzerer oder längerer Zeit sich schnell verschlimmern.

Die Schwierigkeit eines Vergleichs unserer Resultate mit den aus anderen Verhältnissen stammenden Statistiken liegt, wie bereits erwähnt, hauptsächlich daran, daß die letzteren meist über Kranke im ersten oder zweiten Stadium der Lungentuberkulose aufgestellt sind, unsere Statistik aber ganz gleichmäßig alle in der Armee zugegangenen Fälle umfaßt. Das Bild wird ein anderes, wenn wir das weitere Schicksal der Tuberkulösen unter Berücksichtigung ihres Gesundheitszustandes bei der Entlassung vom Militär betrachten. In den Statistiken über Lungentuberkulose pflegen drei Stadien der Erkrankung unterschieden zu werden. Den aus den deutschen Heilstätten stammenden Arbeiten liegt hierbei die Stadieneinteilung des Kaiserlichen Gesundheitsamts, den ausländischen Berichten in der Regel die Turbansche Stadieneinteilung zugrunde.

Die erstere unterscheidet

1. Leichte, nur auf kleine Bezirke eines Lappens beschränkte, insbesondere an der Lungenspitze nicht über das Schlüsselbein oder die Schulterblattgräte hinunterreichende Erkrankungen, mit oder ohne kleinblasige, nicht klingende Rasselgeräuche.

2. Ueber die örtliche Grenze von eins hinausgehende, aber hinter drei zurückbleibende tuberkulöse Lungenerkrankungen.

3. Verdichtung eines ganzen oder mehrerer ganzer Lappen, oder Zeichen von Höhlenbildung.

Die Turbansche Stadieneinteilung unterscheidet dagegen folgende drei Stadien:

1. Leichte, höchstens auf das Volumen eines Lappens oder zweier halber Lappen ausgedehnte Erkrankung.

2. Leichte, weiter als eins, aber höchstens auf das Volumen zweier Lappen ausgedehnte Erkrankung oder schwere, höchstens auf das Volumen eines Lappens ausgedehnte Erkrankung.

3. Alle über zwei hinausgehende Erkrankungen.

Unter leichter Erkrankung sind zu verstehen disseminierte Herde, die sich physikalisch durch leichte Dämpfung, rauhes abgeschwächtes vesikuläres, vesikolo-bronchiales bis bronchio-vesikuläres Atmen und feines und mittleres Rasseln kundgeben.

Unter schwerer Erkrankung sind kompakte Infiltrate und Kavernen zu verstehen, welche an starker Dämpfung, tympanitischem Schall stark abgeschwächtem bronchio-vesikulären, bronchialem oder amphori-

schem Atmen, mittlerem und grobem klanglosen und klingenden Rasseln
zu erkennen sind.

Ein etwa entsprechendes Bild ergibt auf militärische Verhältnisse
übertragen die Einteilung unserer Kranken nach den verschiedenen
Graden der Erwerbsfähigkeit, wie sie bei der Entlassung des Mannes
aus dem aktiven Dienst erfolgt. Da es aus äußeren Gründen nicht
ausführbar war, alle Zählkarten nach ihrem speziellen Entlassungs-
befunde im Sinne einer der beiden Stadieneinteilungen zu sichten,
sind der folgenden Tabelle C die Grade der Erwerbsfähigkeit zugrunde gelegt worden.

Diese Einteilung hat für unsere Zwecke den Vorzug, daß sie
gleichzeitig ein leichtes Verfolgen der in der Erwerbsfähigkeit eingetretenen Veränderungen ermöglicht. Im großen und ganzen werden
diejenigen, welche als teilweise erwerbsunfähig entlassen sind, dem
ersten, die als größtenteils erwerbsunfähig Entlassenen dem zweiten,
die gänzlich Erwerbsunfähigen dem dritten Stadium im Sinne der er-
wähnten Stadieneinteilungen entsprechen. Eine erheblichere Ver-
schiebung der Verhältnisse besteht allerdings insofern, als zweifellos
viele im ersten Stadium stehende Kranke infolge der milden Beurteilung, welche die Erwerbsfähigkeit naturgemäß im Interesse des
Mannes bei der Entlassung zu erfahren pflegt, unter Gruppe 2 (den
größtenteils Erwerbsunfähigen) und viele im zweiten Stadium befindliche aus denselben Gründen in Gruppe 3 (den gänzlich Erwerbsunfähigen) aufgeführt sind.

Dagegen umfasst Gruppe 1 der teilweise Erwerbsunfähigen in
noch beschränkterer Weise alsdie Stadieneinteilung des Reichs-Gesund-
heitsamts ausschliesslich leichte, nur mit ganz geringen physikalischen
Erscheinungen einhergehende Fälle.

Die für die Beurteilung der Erwerbsunfähigkeit maßgebende An-
leitung in der Dienstanweisung zur Beurteilung der Militärdienstfähigkeit hat folgenden Wortlaut:

„Von den ernsteren Erkrankungen der Atmungsorgane kommen
Tuberkulose und Brustfellentzündungen mit deren Ausgängen am
häufigsten zur Beurteilung. Solange die Tuberkulose der Lungen unter
Krankheitserscheinungen, Fieber, Abmagerung, Husten oder gar
Blutungen fortschreitet, ist völlige Erwerbsunfähigkeit anzunehmen.
Anders, wenn sie zum Stillstand oder gar zur Ausheilung gekommen
ist. Die theoretische Annahme dauernder besonderer Schonungsbe-
dürftigkeit verführt leicht dazu, völlige Erwerbsunfähigkeit auf Jahre
hinaus auszusprechen.

Eine solche Schätzung ist aber besonders in allen den Fällen un-

Tabelle C.

Das Schicksal von 3756 in den Jahren 1898/1904 wegen Lungentuberkulose

Teil 1 — Hiervon sind gestorben (nach der Entlassung)

Erwerbsfähigkeit bei der Entlassung	Zahl der Entlassenen überhaupt	im 1. Jahre	im 2. Jahre	im 3. Jahre	im 4. Jahre	im 5. Jahre	im 6. Jahre	im 7. Jahre	im 8. Jahre	Zusammen
Jahrgang 1898/1899.										
I. teilweise ⎫ erwerbs-	30	1	7	4	—	2	—	2	—	16
II. grösstent. ⎬ un-	238	39	60	56	23	17	5	5	1	206
III. gänzlich ⎭ fähig	208	64	73	42	7	7	2	3	3	201
Jahrgang 1899/1900.										
I. teilweise ⎫ erwerbs-	38	4	3	2	1	—	1	—	—	11
II. grösstent. ⎬ un-	305	50	85	62	12	12	7	2	—	230
III. gänzlich ⎭ fähig	283	91	96	58	18	6	4	2	—	275
Jahrgang 1900/1901.										
I. teilweise ⎫ erwerbs-	21	4	1	1	2	—	—	—	—	8
II. grösstent. ⎬ un-	280	54	77	66	13	7	4	—	—	221
III. gänzlich ⎭ fähig	323	91	116	58	12	10	2	—	—	289
Jahrgang 1901/1902.										
I. teilweise ⎫ erwerbs-	36	2	1	1	2	2	—	—	—	8
II. grösstent. ⎬ un-	278	57	84	24	13	3	—	—	—	206
III. gänzlich ⎭ fähig	347	105	112	35	18	4	—	—	—	299
Jahrgang 1902/1903.										
I. teilweise ⎫ erwerbs-	23	3	1	1	—	—	—	—	—	5
II. grösstent. ⎬ un-	253	65	50	46	4	—	—	—	—	165
III. gänzlich ⎭ fähig	409	111	120	69	12	—	—	—	—	312
Jahrgang 1903/1904.										
I. teilweise ⎫ erwerbs-	20	—	—	1	—	—	—	—	—	1
II. grösstent. ⎬ un-	259	46	69	47	—	—	—	—	—	162
III. gänzlich ⎭ fähig	405	109	113	59	—	—	—	—	—	281

Teil 2 — Nach der Entlassung

Erwerbsfähigkeit bei der Entlassung	im 1. Jahre Verschlechterung teilw.:grösstent.	teilw.:gänzlich	grösstent.:gänzl.	im 1. Jahre Verbesserung gänzl.:grösstent.	gänzlich:teilw.	grösstent.:teilw.	im 2. Jahre Verschlechterung teilw.:grösstent.	teilw.:gänzlich	grösstent.:gänzl.	im 2. Jahre Verbesserung gänzl.:grösstent.	gänzlich:teilw.	grösstent.:teilw.
Jahrgang 1898/1899.												
I. teilweise ⎫ erwerbs-	1	—	—	—	—	—	—	—	—	—	—	—
II. grösstent. ⎬ un-	—	—	4	—	—	—	—	—	8	—	—	4
III. gänzlich ⎭ fähig	—	—	—	—	—	—	—	—	—	6	1	—
Jahrgang 1899/1900.												
I. teilweise ⎫ erwerbs-	—	—	—	—	—	—	3	1	—	—	—	—
II. grösstent. ⎬ un-	—	—	1	—	—	2	—	—	12	—	—	3
III. gänzlich ⎭ fähig	—	—	—	2	2	—	—	—	—	11	2	—
Jahrgang 1900/1901.												
I. teilweise ⎫ erwerbs-	—	2	—	—	—	—	—	1	—	—	—	—
II. grösstent. ⎬ un-	—	—	1	—	—	2	—	—	8	—	—	4
III. gänzlich ⎭ fähig	—	—	—	3	—	—	—	—	—	9	2	—
Jahrgang 1901/1902.												
I. teilweise ⎫ erwerbs-	1	—	—	—	—	—	2	—	—	—	—	—
II. grösstent. ⎬ un-	—	—	3	—	—	1	—	—	11	—	—	8
III. gänzlich ⎭ fähig	—	—	—	1	1	—	—	—	—	12	1	—
Jahrgang 1902/1903.												
I. teilweise ⎫ erwerbs-	—	—	—	—	—	—	1	—	—	—	—	—
II. grösstent. ⎬ un-	—	—	2	—	—	1	—	—	13	—	—	3
III. gänzlich ⎭ fähig	—	—	—	3	2	—	—	—	—	14	1	—
Jahrgang 1903/1904.												
I. teilweise ⎫ erwerbs-	1	—	—	—	—	—	2	—	—	—	—	—
II. grösstent. ⎬ un-	—	—	5	—	—	1	—	—	13	—	—	7
III. gänzlich ⎭ fähig	—	—	—	12	—	—	—	—	—	16	—	—

gerechtfertigt, in denen der Nachweis dauernder Arbeitsleistungen bei gutem Allgemeinbefinden und bei Zunahme des Körpergewichts erbracht ist. In derartig günstig verlaufenden Fällen mag zwar in Anbetracht der Beschränkung der Arbeitswahl und der Notwendigkeit zweckmässiger Ernährung nicht volle Erwerbsfähigkeit angenommen werden, aber es genügen Sätze von 20% aufwärts bis zu $33\frac{1}{3}$%.

Tabelle C.

entlassenen Unteroffizieren und Mannschaften unter Berücksichtigung der Erwerbsfähigkeit.

eingetretene Veränderungen der Erwerbsfähigkeit.

im 3. Jahre

Jahrgang	Verschlechterung teilw. : grösstent.	Verschlechterung grösstent. : gänzl.	Verbesserung gänzl. : grösstent.	Verbesserung gänzlich : teilw.	Verbesserung grösstent. : teilw.
1898/1899	1/—	—/12	—/2	—/—	—/—
1899/1900	1/—	—/24	—/1	—/1	3/—
1900/1901	—/—	11/3	—/—	—/—	2/—
1901/1902	1/—	—/21	—/1	—/—	2/—
1902/1903	—/—	—/13	—/1	—/—	1/—
1903/1904	1/—	—/8	2/—	—/—	3/—

im 4. Jahre

Jahrgang	Verschlechterung teilw. : grösstent.	Verschlechterung grösstent. : gänzl.	Verbesserung gänzl. : grösstent.	Verbesserung gänzlich : teilw.	Verbesserung grösstent. : teilw.
1898/1899	1/—	—/7	—/1	2/—	—/—
1899/1900	—/—	—/12	—/2	—/—	—/—
1900/1901	1/—	—/14	—/3	—/—	—/—
1901/1902	2/—	—/7	—/—	—/—	—/—
1902/1903	1/—	—/8	—/2	—/—	—/—
1903/1904	—/—	—/—	—/—	—/—	—/—

im 5. Jahre

Jahrgang	Verschlechterung teilw. : grösstent.	Verschlechterung teilw. : gänzlich	Verschlechterung grösstent. : gänzl.	Verbesserung gänzl. : grösstent.	Verbesserung gänzlich : teilw.	Verbesserung grösstent. : teilw.
1898/1899	2/—	—/—	3/1	1/—	—/—	—/—
1899/1900	—/—	—/—	—/4	—/—	—/—	2/—
1900/1901	1/2	—/—	—/2	—/—	—/—	1/—
1901/1902	1/—	—/—	—/5	—/1	—/—	1/—
1902/1903	—/—	—/—	—/—	—/—	—/—	—/—
1903/1904	—/—	—/—	—/—	—/—	—/—	—/—

im 6. Jahre

Jahrgang	Verschlechterung teilw. : grösstent.	Verschlechterung grösstent. : gänzl.	Verbesserung gänzl. : grösstent.	Verbesserung gänzlich : teilw.	Verbesserung grösstent. : teilw.
1898/1899	1/—	3/—	—/—	—/—	—/—
1899/1900	—/—	2/1	—/—	—/—	—/—
1900/1901	—/—	4/—	—/—	—/—	—/—
1901/1902	—/—	—/—	—/—	—/—	—/—
1902/1903	—/—	—/—	—/—	—/—	—/—
1903/1904	—/—	—/—	—/—	—/—	—/—

im 7. Jahre

Jahrgang	Verschlechterung teilw. : grösstent.	Verschlechterung grösstent. : gänzl.	Verbesserung gänzl. : grösstent.
1898/1899	1/—	—/—	—/—
1899/1900	—/—	—/—	—/—
1900/1901	—/—	—/—	—/—
1901/1902	—/—	—/—	—/—
1902/1903	—/—	—/—	—/—
1903/1904	—/—	—/—	—/—

Bleibt das Körpergewicht mit geringen Schwankungen bei Ausführung von Arbeit gleich, sind Husten und Atembeschwerden dabei gering und vielleicht nur zeitweise in bestimmten Jahreszeiten störend, so pflegt die Erwerbsbeeinträchtung etwa 50% zu betragen. Sind endlich die subjektiven Beschwerden stärker, steigern sie sich nachweislich bei geringen körperlichen Anstrengungen, ist das Arbeitsfeld nur ganz beschränkt, oder ist nur Arbeitsfähigkeit auf täglich kürzere Zeit mit dem Zustande vereinbar, so kommen höhere Sätze von 50% aufwärts bis 75%, selbst bis 100% in Betracht. Bevor nicht eine bestimmte abschliessende Beurteilung bei dieser so schwankend verlaufenden Krankheit möglich ist, soll alljährliche Nachprüfung stattfinden."

Gruppe I.

Von 168 teilweise erwerbsunfähig Entlassenen starben:

im ersten Jahre 14 = 8,3%
im zweiten Jahre 13 = 7,7%
im dritten Jahre 10 = 6,0% Kranke.

Es waren also noch nach 3 Jahren noch am Leben 131 = 78,0%; in den späteren Jahren weist diese Kategorie überhaupt nur noch ganz vereinzelte Sterbefälle auf.

Die Erwerbsfähigkeit blieb in den 3 ersten Jahren unverändert in 149 = 88,7 % der Fälle und erfuhr nur bei 19 = 11,3 % der Lebenden eine Verschlechterung, indem 4 gänzlich, 15 größtenteils erwerbsunfähig wurden.

Gruppe II.

1613 Mann wurden als größtenteils erwerbsunfähig entlassen; von diesen starben:

im ersten Jahre 311 = 19,3%
im zweiten Jahre 425 = 26,3%/0
im dritten Jahre 301 = 18,7%.

Es waren somit nach 3 Jahren noch am Leben 576 gleich 35,6%.

Die Erwerbsfähigkeit besserte sich zur teilweisen in 47 = 2,9% der Fälle, 7 mal im ersten, 29 mal im zweiten, 11 mal im dritten Jahre nach der Entlassung; demgegenüber steht eine Verschlechterung in 171 = 10,6% der Fälle, 16 mal im ersten, 65 mal im zweiten, 90 mal im dritten Jahre.

Bei 1395 von 1613 = 86,5% trat während der ersten 3 Jahre keine Veränderung der Erwerbsfähigkeit ein.

Gruppe III.

1975 Mann wurden als gänzlich erwerbsunfähig bzw. mit noch höheren Graden des Versorgungsanspruchs entlassen.

Von diesen starben:

im ersten Jahre 571 = 28,9%
im zweiten Jahre 630 = 31,9%
im dritten Jahre 321 = 16,2%.

Es waren somit nach 3 Jahren noch am Leben 453 = 22,9 %.

Die Erwerbsfähigkeit zeigte unter allen 1975 Fällen in den ersten

3 Jahren nur 112 mal = 5,7% eine Verbesserung, 99 mal = 5% wurde der Grad in größtenteils, im ganzen nur 13 mal = 0,6% in teilweise erwerbsunfähig umgeändert. 1863 gleich 94% blieben somit (die verschwindenden Fälle der späteren Jahre nicht berücksichtigt) dauernd gänzlich erwerbsunfähig.

Es zeigt sich also, daß bei den teilweise erwerbsunfähig Entlassenen die Erkrankung nur in etwa $1/5$ der Fälle in absehbarer Zeit einen tödlichen Verlauf nimmt. Nach 3 Jahren sind noch fast $4/5$ am Leben, und in den folgenden Jahren kommen, wie ein Blick auf die Tabelle lehrt, nur verschwindende Einzelfälle noch zum tödlichen Ausgang.

Zu dieser Gruppe stehen die Gruppen II und III in scharfem Gegensatz. Der Unterschied zwischen diesen beiden Gruppen ist viel weniger ausgesprochen, als derjenige zwischen Gruppe I und II. Der Prozentsatz, der nach 3 Jahren noch Lebenden beträgt 35 bzw. 22%. Die Veränderungen der Erwerbsfähigkeit sind erheblicher, doch sind die eingetretenen Besserungen in beiden Gruppen nur ein kleiner Bruchteil gegenüber denjenigen Fällen, welche eine sich gleich bleibende oder verschlechterte Erwerbsfähigkeit aufweisen. Auffallende Besserungen sind sehr selten; daß gänzliche Erwerbsunfähigkeit bis zur teilweisen gebessert wurde, kam in 13 Fällen zur Beobachtung, und zwar 5 mal im ersten, 7 mal im zweiten, 1 mal im dritten Jahre nach der Entlassung.

Als einziges Beispiel einer Wiederherstellung der Dienstfähigkeit ist ein im Jahre 1900 als zeitig Ganz-Invalide nnd zeitig gänzlich erwerbsunfähig entlassener Infanterist des 1. Dienstjahres zu erwähnen, der im Jahre 1903 als gesund und felddienstfähig anerkannt wurde.

Man wird nun mit Recht die Frage aufwerfen, ob die vorliegenden Resultate bez. der Lebensdauer und Erwerbsfähigkeit der an Lungentuberkulose erkrankten Soldaten nicht wesentlich anders sich gestalten würden, wenn alle sich dazu eignenden Fälle sofort nach Feststellung der · Diagnose einer Heilstättenbehandlung teilhaftig geworden wären. Daß dies hinsichtlich der Erwerbsfähigkeit und auch der Lebensdauer höchst wahrscheinlich der Fall sein würde, ist nach den reichen Erfahrungen der deutschen Volksheilstätten sicherlich anzunehmen, und es würde mit Freuden zu begrüßen sein, wenn es durch die Gesetzgebung ermöglicht wäre, jeden an Tuberkulose erkrankten Soldaten unmittelbar in eine Heilstätte zu überzuführen. Näher als diese Frage liegt jedoch für die Militärverwaltung diejenige, ob die Heilstättenbehandlung in geeigneten Fällen eine Wiederherstellung der Dienstfähigkeit wahrscheinlich macht.

Unter den Erkrankten der Jahre 1899/04 befanden sich nach Ausweis der Zählkarten 87 Leute, welche vom Lazarett aus in Anbetracht ihres Krankheitsbefundes in Lungenheilstätten oder in Badeorte geschickt wurden, und zwar war dies der Fall bei 54 Unteroffizieren und 33 Mannschaften. Der Grund für das Ueberwiegen der Unteroffiziere liegt auf der Hand. Es sind dies solche Leute, für welche ein Ausscheiden aus dem Militärdienst den Verzicht auf ihre Karriere bedeutet, denen infolgedessen besonders daran gelegen ist, eine 12jährige Dienstzeit bis zu Ende zu führen. Längere Sonderkuren für diese Kranken sind nach den einschlägigen Bestimmungen nur zulässig, wenn sie nach Grad und Art ihres Leidens, wie nach ihrem Gesamtzustande für ein Heilverfahren gut geeignet sind und begründete Hoffnung auf einen erheblichen und anhaltenden Kurerfolg gewähren. Die Medizinalabteilung des Kriegsministeriums hat in dieser Beziehung auch ganz bestimmte klinische Anhaltspunkte als Richtschnur für die Grenzen der Heilanzeichen gegeben, von denen hier nur kurz erwähnt sei, daß Kranken, deren Lungenleiden mit tieferen Erkrankungen des Kehlkopfs, mit Tuberkulose anderer Organe, mit schweren Magen-, Herz- und Nierenleiden, mit Mischinfektionen ernsterer Art vergesellschaftet ist, oder bei denen der Krankheitsprozess einen ganzen Lungenlappen überschritt oder einen grösseren Teil mehrerer Lungenlappen ergriff, oder erhebliche Erweichungsvorgänge, Höhlenbildung usw. im Gefolge gehabt hat, außergewöhnliche Kuren nicht bewilligt werden dürfen.

Von den 33 Mannschaften gebrauchten 7 eine 6—8 wöchentliche Badekur in Norderney, 8 eine solche in Lippspringe, je einer eine 8 wöchentliche Kur in Bad Rehburg, Bad Soden und Bad Salzbrunn; 15 eine 2—3 Monate lange Kur in Volksheilstätten. Eine Wiederherstellung der Dienstfähigkeit wurde bei keinem Einzigen derselben erzielt; die Entlassung erfolgte in allen Fällen kurz nach ihrer Rückkehr aus der Heilstätte, und zwar wurden 25 als gänzlich erwerbsunfähig, 7 als größtenteils erwerbsunfähig entlassen, ein Mann starb bereits nach 3 wöchentlichem Aufenthalt in der Lungenheilstätte Grabowsee. Der Kuraufenthalt hat somit bei allen diesen Mannschaften eine Wiederherstellung der Dienstfähigkeit nicht zu erzielen vermocht.

Von den 54 in Volksheilstätten bzw. Badeorte gesandten Unteroffizieren sind im ganzen 8 Mann dienstfähig geblieben.

Unter diesen acht Unteroffizieren befinden sich zwei Sanitätsfeldwebel, ein Zahlmeisteraspirant, sowie ein Feldwebel vom Bezirkskommando, welche nach mehr oder weniger vollständigem Verschwinden der Krankheitserscheinungen zwar dienstfähig blieben, aber doch lediglich im Bureaudienst beschäftigt wurden und den Anstrengungen des Frontdienstes nicht wieder ausgesetzt waren. Von einer Erprobung der vollen Felddienstfähigkeit wird man bei ihnen kaum sprechen können. Nachweislich erhalten wurde dieselbe nur bei vier Unteroffizieren, einem Sanitätssergeanten, sowie einem Oberfahnenschmied der Feldartillerie, welche im Jahre 1902, sowie einem Sergeanten und einem Unteroffizier der Infanterie, welche im Jahre 1903 mit Spitzenerscheinungen unter Nachweis von Tuberkelbazillen erkrankten und bis zum Sommer 1906 ohne Rückfall Frontdienst getan haben.

Die übrigen 46 Unteroffiziere wurden zum größten Teil im unmittelbaren Anschluß an die Kur als ganzinvalide entlassen. Acht unter ihnen taten noch einige Monate versuchsweise Dienst, doch wurde bei sämtlichen spätestens nach 6 Monaten das Invaliditätsverfahren eingeleitet. Nur ein Unteroffizier war nach der Entlassung aus der Lungenheilstätte unter wesentlicher Besserung seiner Lungenerscheinungen noch ein weiteres Jahr im Dienst, um nach Vollendung der zwölfjährigen Dienstzeit als Halbinvalide auszuscheiden. Von den übrigen starben fünf kurz nach ihrer Rückkehr aus der Lungenheilstätte im Lazarett. Die anderen 40 wurden als Invalide entlassen, und zwar 3 als teilweise, 19 als größtenteils und 18 als gänzlich erwerbsunfähig.

Diese Ergebnisse zeigen deutlich, daß die vielfach üblichen Kuren in offenen Badeorten, welche sich in der Regel auf höchstens 8 Wochen erstreckten, eine Wiederherstellung der Dienstfähigkeit auch bei solchen Tuberkulösen nicht zu erzielen vermögen, welche sich im ersten Anfangsstadium der Erkrankung befinden. Dementsprechend ist bereits von der Heeresmedizinalverwaltung bestimmt, daß diese Kranken lediglich in geschlossene Heilstätten zu entsenden sind. Unsere Statistik zeigt auch bezüglich der Kuren in Heilstätten selbst bisher keine ermutigenden Erfolge für die Herstellung der Dienstfähigkeit. Dieselbe ist aber zu klein, um aus ihr bereits maßgebende Schlüsse zu ziehen, zumal da teilweise, so z. B. um altgedienten Leuten eine Wohltat zu erweisen, auch ungeeignete Fälle in die Heilstätten gesandt wurden und der Aufenthalt daselbst aus äußeren Gründen vielfach zu kurz bemessen war. Ein endgiltiges Urteil über die Frage kann erst erfolgen, wenn eine größere Beobachtungszahl über mindestens dreimonatliche Kuren vorliegen wird.

Man kann aber nach den bisherigen Erfahrungen immerhin als wahrscheinlich annehmen, daß auch die Heilstättenkur die Herstellung der Felddienstfähigkeit nur selten ermöglichen wird und daher nur auf streng ausgesuchte, wirklich geeignete Fälle beschränkt bleiben sollte. Da in den letzten Jahren bereits nach diesen Grundsätzen verfahren worden ist, wird die Heeresverwaltung später in der Lage sein, weitere Erfahrungen mitzuteilen.

Zusammenfassung.

Das Ergebnis des neubearbeiteten Zählkartenmaterials aus den Berichtsjahren 1898—1904 bestätigt somit im allgemeinen diejenigen Erfahrungen, welche bereits im Jahre 1899 hinsichtlich der Berichtsjahre 1890—97 gemacht wurden. Das statistische Ergebnis dieser aus über 11 000 Zählkarten in einem Zeitraum von 14 Jahren gewonnenen Beobachtungen darf, da eine deutliche Gleichheit in beiden Berichtsabschnitten hervortritt, als ausreichend betrachtet werden, um es für die Grundsätze einer rationellen Tuberkulose-Assanierung des Heeres zugrunde zu legen, soweit dabei statistische Erfahrungen eine Rolle spielen.

Seine Hauptergebnisse für die militärärztliche Praxis sind die folgenden:

A. Bezüglich derjenigen Faktoren, welche vor dem Eintritt in das Heer liegen:

Die Herkunft der Tuberkulösen aus den verschiedenen Provinzen des Reichs steht in keinem praktisch verwertbaren Verhältnis zur Häufigkeit der Lungentuberkulose in der Zivilbevölkerung der einzelnen Provinzen.

Von 11 487 an Lungentuberkulose Erkrankten hatten 3606 = 31,9 % tuberkulöse Angehörige; in der direkten Ascendenz bestand Tuberkulose in 26,2 % der Fälle. Bei den letzteren fanden sich in 75 % der Fälle in den Mannschaftsuntersuchungslisten Angaben über körperliche Degenerationszustände im Sinne des Habitus phthisicus vor.

Die gebräuchlichen Methoden der Brustmessung lassen für die Aussonderung tuberkuloseverdächtiger Gestellungspflichtiger für den Einzelfall maßgebende Schlüsse nicht ziehen. Nur erhebliche Abweichungen von den Durchschnittsverhältnissen können als wichtiges Hilfsmittel für die Beurteilung der Dienstfähigkeit in Betracht kommen.

Von 11 487 Lungenschwindsüchtigen hatten 5599 = 49,8 % der Tuberkulose verdächtige Krankheiten vor ihrer Einstellung überstanden, weitere 408 = 3,6 % andere Krankheiten, welche den allgemeinen Körperzustand beeinträchtigen. Diese Zahlen sind aller Wahrscheinlichkeit nach in Wirklichkeit wesentlich höher, da bei 2582 = 22,5 % der Erkrankten entsprechende Angaben in den Zählkarten fehlen.

B. Bezüglich der nach dem Eintritt in das Heer maßgebenden Faktoren:

Die eigentlichen Fronttruppen (Infanterie, Kavallerie, Artillerie, Pioniere) haben im Verhältnis zur allgemeinen Erkrankungsziffer einen geringen Zugang an Lungentuberkulose. Alle Mannschaften, deren Dienst sich in geschlossenen Räumen abspielt (Militärbäcker, Oekonomiehandwerker, Landwehrstämme), zeigen das umgekehrte Verhältnis. Die im reiferen Knaben- und Jünglingsalter stehenden Armeeangehörigen, Kadetten, Unteroffizierschüler und Unteroffizier-vorschüler weisen nur eine verschwindend kleine Zahl von Erkrankungen auf.

Die einzelnen Dienstgrade sind ziemlich gleichmäßig an der Lungentuberkulose beteiligt.

51 % der Zugänge an Lungentuberkulose fallen auf das erste Dienstjahr. Die verhältnismäßig wenigsten Erkrankungen betreffen die mit 20 Jahren Eingestellten; nahezu doppelt so stark sind die mit 21 und 22 Jahren Eingestellten, d. h. die ein- oder zweimal beim Ersatzgeschäft Zurückgestellten, beteiligt. Mehr als die dreifache Erkrankungshäufigkeit ist für die vor dem 20. Lebensjahre und mehr als die zehnfache für die nach dem 23. Lebensjahre zur Armee Gelangten festzustellen.

Ein Einfluß der Garnison in medizinisch-geographischer Beziehung besteht nicht; die in großen Städten garnisonierenden Truppenteile zeigen jedoch einen größeren Zugang an Tuberkulösen, als die in kleinen Städten befindlichen.

Das Vorkommen irgendwie nennenswerter Endemien von Lungentuberkulose in bestimmten Kasernen ist im Laufe der gesamten Berichtszeit nicht zur Beobachtung gekommen. Eine direkte Uebertragung durch Zusammenwohnen ist nur in einer verschwindenden Zahl von Einzelfällen als Ursache angenommen.

Der Ausbruch der Lungentuberkulose scheint am häufigsten durch die gemeinschaftliche Einwirkung einer Reihe durch die militärischen Dienstverhältnisse bedingter Schädlichkeiten bei solchen Individuen zu erfolgen, welche den Keim der Erkrankung bereits von früheren Zeiten in sich tragen.

Der Verlauf der Lungentuberkulose unserer Soldaten ist in der Mehrzahl der Fälle ein schneller. Unter 1000 Zugängen an Tuberkulose kamen vom Tage der Krankmeldung an gerechnet 12 innerhalb eines Monats, 67 innerhalb dreier Monate, 320 innerhalb eines Jahres, 581 innerhalb zweier Jahre und 745 innerhalb dreier Jahre zum tödlichen Ausgang.

Die Versuche, die Wiederherstellung der Dienstfähigkeit bei lungenschwindsüchtigen Unteroffizieren und Mannschaften durch Kuren in Lungenheilstätten oder Badekuren zu erreichen, sind meist erfolglos geblieben; abgesehen von wenigen Ausnahmen mußte die Entlassung als Invalide unmittelbar nach beendeter Kur erfolgen. Die bisherigen Erfahrungen sind jedoch zu gering, um bindende Schlüsse daraus ziehen zu können.

Schlussfolgerungen.

Je weiter somit das Zählkartenmaterial anwächst, welches
unseren statistischen Erhebungen zugrunde liegt, um so mehr erscheint
die Schlußfolgerung berechtigt, daß der weitaus wichtigste Punkt der
Tuberkuloseassanierung des Heeres in dem Fernhalten tuberkulös
veranlagten Ersatzes gelegen ist.

Die erste grobe Durchsiebung des dem Heere zugeführten
Menschenmaterials erfolgt beim Ersatzgeschäft, und gerade dieses
weist bezüglich der Aussonderung tuberkuloseverdächtiger Mannschaften große Schwierigkeiten auf und stellt an das militärärztliche
Urteil erhebliche Anforderungen. So lange wir keine exakte und für
Massenuntersuchungen verwendbare Methode der Frühdiagnose der
Lungentuberkulose zur Verfügung haben, wird es nicht ausbleiben,
daß trotz aller Vorsicht tuberkulös veranlagte Leute zur Einstellung
gelangen. Diese Zahl auf ein Minimum herabzudrücken muß gegenwärtig als das erreichbare Ziel beim Ersatzgeschäft angesehen werden,
und man kann wohl sagen, daß die Häufigkeit des Vorkommens von
Tuberkulose in einer Armee geradezu als ein Maßstab für die Art und
den Wert der Rekrutierung angesehen werden kann.

Als wichtigste Momente für die Beurteilung eines Gestellungspflichtigen hinsichtlich der Veranlagung zur Lungentuberkulose kommen
für den musternden Sanitätsoffizier in Betracht:

1. eine eingehende Kenntnis der allgemeinen Tuberkulosestatistik,
in gewissem Grade auch die Verhältnisse der in Betracht kommenden
Provinz,

2. der Beruf des Gestellungspflichtigen,

3. dessen erbliche Belastung,

4. vorausgegangene Krankheiten,

5. seine Körperbeschaffenheit.

Die gegenwärtig geltenden Bestimmungen überlassen in zweifel-
haften Fällen die Verwertung der einzelnen Gesichtspunkte dem
pflichtgemäßen Ermessen des untersuchenden Arztes. Es wird im
Rahmen der gesetzlichen Bestimmungen auch in der Mehrzahl der

Fälle möglich sein, eine Einstellung Tuberkulöser, soweit es nach dem Stande der wissenschaftlichen Erkennungskunst möglich ist, zu verhüten, oder wenigstens auf eine Mindestzahl zu beschränken. Zur Erreichung dieses Zieles ist es erforderlich, daß der Sanitätsoffizier ohne schablonenmäßiges Festklammern an die bestehenden Vorschriften ein reiches Rüstzeug an wissenschaftlichen Kenntnissen und vor allem an praktischer Erfahrung zur Verfügung hat, um dieses in den Dienst der allgemeinen Bestimmungen zu stellen und den Forderungen des praktischen Lebens anzupassen.

Die mit dem Ersatzgeschäft naturgemäß verbundene Notwendigkeit einer schnellen Untersuchung macht aber immer von neuem das Bedürfnis geltend, dem untersuchenden Arzte bestimmte Anhaltspunkte für die Ausmusterung Tuberkulöser zu geben. Wie erörtert, hat man vergeblich versucht, hinsichtlich der Körperbeschaffenheit, speziell des Baues des Brustkorbes, bestimmte Grenzmaße zu suchen; unser gesamtes Beobachtungsmaterial, insbesondere die Untersuchungen Schwienings haben von neuem gezeigt, daß es nicht möglich ist, für die diesbezügliche Beurteilung Tuberkulose-Verdächtiger Grenzwerte aufzustellen. Dementsprechend lauten auch die gegenwärtigen Bestimmungen unserer Dienstanweisung. Man könnte gleichwohl die Frage aufwerfen, ob es auf Grund unserer Erfahrungen nicht angebracht erscheint, bezüglich zweier anderer Punkte, der erblichen Belastung sowie hinsichtlich überstandener tuberkuloseverdächtiger Krankheiten, engere Grenzen zu ziehen. Unsere Statistik ergibt, daß $\frac{1}{3}$ der später an Lungentuberkulose Erkrankten Tuberkulose in der direkten Ascendenz aufwiesen. Wieviele solcher Gestellungspflichtiger außerdem vorhanden waren und ausgemustert wurden, ist allerdings nicht bekannt, ebenso wenig, welcher Prozentsatz von diesen eingestellt ist, ohne später an Tuberkulose zu erkranken. Die Nachweisungen unserer Zählkarten ergaben ferner, daß von direkt Belasteten bei 75 % Angaben über körperliche Degenerationszeichen gelegentlich der Einstellung festgestellt wurden. Weiter hat nach unseren Erfahrungen mindestens die Hälfte aller Tuberkulose Erkrankten vor ihrer Einstellung an Tuberkulose verdächtigen Krankheiten gelitten; dabei darf noch angenommen werden, daß vielfach Gestellungspflichtige dieser Kategorie mit auf Grund ihrer Angaben tatsächlich nicht zur Einstellung gelangt sind. Daß dies aber bei einer verhältnismäßig beträchtlichen Anzahl trotzdem geschah, beruht in erster Linie auf den mangelhaften Angaben, welche in dieser Beziehung den Sanitätsoffizieren von den Gestellungspflichtigen selbst gemacht werden. Es dürfte nach dem Stande der heutigen

Tuberkulosekenntnis und den sich gleichbleibenden Erfahrungen unseres 14 jährigen Beobachtungszeitraumes vielleicht in Erwägung zu ziehen sein, ob das Zusammentreffen des bewiesenen Vorhandenseins der Tuberkulose in der direkten Ascendenz mit der Tatsache einer überstandenen tuberkuloseverdächtigen Erkrankung bei entsprechender Körperbeschaffenheit nicht ohne weiteres als Ausmusterungsgrund zu betrachten wäre. Voraussetzung für die Verwirklichung dieser Vorschläge würden allerdings zuverlässige Angaben hinsichtlich der in Betracht kommenden Umstände sein. Paalzow (Die Aufgaben des Truppenarztes im Kampfe gegen die Tuberkulose verl. „Das Rote Kreuz", Berlin-Charlottenburg) hebt hervor, daß daraufhin zu arbeiten sei, diese Angaben durch die Zivilbehörden zu erlangen; er erinnert daran, wie Ortsvorsteher und Bürgermeister kleiner Städte häufig recht gut über den Gesundheitszustand der Bewohner ihres Ortes unterrichtet sind, und die Landräte bei einigem Sachinteresse in der Lage seien, durch vorausgehende Nachforschungen auf verdächtige Leute aufmerksam zu machen. Die Zivilbehörden müssen sich der Aufgabe unterziehen, moralisch minderwertige und deshalb bestrafte Militärpflichtige in ihren Listen zu kennzeichnen; es müßte daher bei der heutigen Ausbreitung des Kampfes gegen die Tuberkulose als Volkskrankheit möglich sein zu erreichen, daß durch die Unterstützungen der Zivilbehörden, sowie durch die Belehrung der Militärpflichtigen selbst für eine große Anzahl derselben beglaubigte und brauchbare Nachweise über ihre tuberkulöse Veranlagung bereits beim Ersatzgeschäft vorgelegt werden können.

Trotz alledem wird es in absehbarer Zeit nicht gelingen, alle mit latenter Tuberkulose Behafteten von der Einstellung fernzuhalten. Die wichtige Aufgabe der weiteren Aussonderung verdächtiger Mannschaften fällt dem Truppenarzt gelegentlich der Einstellung zu. Dabei soll die Untersuchung eine vollkommen erschöpfende sein (§ 12 der D. A. z. B. d. M. D.) und eine Erörterung über ererbte und erworbene Krankheiten und Krankheitsanlagen einbegreifen. Hier sollte es gelingen, alle nach dem Stande der Wissenschaft nachweisbaren Erkrankungen ausfindig zu machen und deren Träger zur sofortigen Entlassung zu bringen.

Die statistischen Erhebungen und die tägliche militärärztliche Erfahrung lassen keinen Zweifel darüber bestehen, daß ein hoher Prozentsatz aller an Lungentuberkulose Erkrankten bereits in den ersten Wochen und Monaten des Militärdienstes in Zugang kommt. Es läßt sich annehmen, daß ein Teil dieser Leute in Zukunft bei strengerer Beurteilung und Anwendung der erweiterten diagnostischen

Hilfsmittel, wie wir sie jetzt für die Frühdignose der Lungentuberkulose besitzen, nicht mehr zum Dienst eingestellt werden wird.

Der möglichst unmittelbaren Entlassung muß jedenfalls eine größere Bedeutung beigelegt werden, als der versuchsweisen Einstellung und Beobachtung während der ersten Dienstmonate. Für wirklich suspekte Leute sollte das letztere Verfahren nicht zur Anwendung kommen, da die Anstrengungen der militärischen Ausbildungszeit genügen, um nicht selten binnen wenigen Wochen zur Entfaltung latenter Tuberkulose zu führen. Aus diesem Grunde dürfte auch der oben erwähnte Vorschlag Viguiers, besondere „corps de suspects" während der Ausbildungszeit zu bilden, wenig Anhänger finden. In der belgischen Armee besteht die Bestimmung, daß die beim Ersatzgeschäft als verdächtig Bezeichneten sämtlich vor der Einkleidung einer Lazarettbeobachtung zu unterziehen sind. Die allgemeine Ausführung dieser Maßregel dürfte bei großen Armeen daran scheitern, daß hierdurch eine undurchführbare Ueberlastung der Lazarette eintreten würde, sie dürfte aber grundsätzlich den Vorzug vor der Methode verdienen, die betreffenden Mannschaften versuchsweise den dienstlichen Anstrengungen auszusetzen.

Eine genaue Kenntnis und die sorgfältige Anwendung aller wissenschaftlichen Hilfsmittel zur Frühdiagnose der Lungentuberkulose muss somit als eine unablässige Pflicht der Truppenärzte erscheinen.

Wenn die unmittelbare Entlassung auf Grund der gestellten Frühdiagnose bei der Einstellung oder im Anschluß an eine Lazarettbeobachtung in noch ausgiebigerem Maße als bisher erfolgt, so wird in Zukunft der Prozentsatz tuberkulös Belasteter, welche dem Dienst ausgesetzt werden, erheblich verringert werden können. Immerhin wird bei der Unvollkommenheit unserer Methoden eine Einstellung solcher Leute nicht ganz zu vermeiden sein. Die Fürsorge des Truppenarztes muß deshalb weiter gehen; es gilt möglichst viele dieser Mannschaften, bevor sie sich selbst krank melden, herauszufinden. Die von Paalzow (a. a. O.) ausführlich behandelten Maßnahmen, welche sich in diesem Sinne bei der Truppe durchführen lassen, sind die folgenden: Neben den Zeichen der Anämie und allgemeinen Schwäche, denen sich allmählich Husten zugesellt, pflegen funktionelle Störungen von seiten des Herzens und der Lungen beim Militärdienst mit am frühesten in Erscheinung zu treten. Derartige Leute fallen in der Regel den sie täglich beobachtenden militärischen Vorgesetzten bald auf. Keineswegs klagen sie immer zuerst über Atembeschwerden, vielmehr treten Verdauungsstörungen und Herzsymptome häufig in den Vordergrund. Solche

Leute kommen bei den militärischen Uebungen, namentlich beim Lauf-
schritt, nicht mit, werden blaß, verlieren den Appetit, kurz, sie fallen
auf. Bei den regelmäßigen Gesundheitsbesichtigungen bietet sich Gelegenheit, hierüber die Korporalschaftsführer zu befragen und für den
Gesundheitszustand der Leute zu interessieren. Offiziere und Unteroffiziere müssen in diesem Sinne als Mitarbeiter im Kampfe gegen die
Tuberkulose herangezogen werden. Eine weitere wichtige Maßnahme
ist regelmäßige periodische Wägung aller Rekruten. Fast alle gesunden Rekruten, wenn sie nicht besonders wohl genährt waren,
pflegen trotz der Anstrengungen während der Ausbildungszeit an
Körpergewicht zuzunehmen. Wer abnimmt, muß als verdächtig angesehen und genau und öfters untersucht werden. Diese letzteren
Leute werden zweckmäßigerweise mehrmals täglich zur Feststellung
der Körperwärme auf die Revierstube bestellt. Durch solche und
ähnliche Maßnahmen wird es gelingen einen weiteren Teil der Disponierten vor dem Ausbruch der Tuberkulose zu bewahren.

In diesem Sinne hat sich die Fürsorge der Truppenärzte namentlich
auch auf diejenigen Leute zu erstrecken, welche während oder einige Zeit
vor der Dienstzeit schwere Erkrankungen und Verletzungen überstanden
haben und nach alter Erfahrung besonders leicht von der Tuberkulose
befallen werden. Für diese Kranken, für welche eine Zeit kommt, in der
sie den Anstrengungen des Dienstes noch nicht gewachsen sind, in der
sie aber auch einer Lazarettbehandlung nicht mehr bedürfen, ja die
letztere nicht einmal mehr zweckmäßig erscheint, ist in der deutschen
Armee schon seit einer Reihe von Jahren durch den Bau von Gene-
sungsheimen in weitestem Maße gesorgt, von denen gegenwärtig 13
mit 711 Lagerstellen zur Verfügung stehen. Für die Prophylaxe der
Lungentuberkulose sind sie von besonderer Bedeutung.

Hand in Hand mit diesen Maßnahmen für verdächtige und
schwächliche Mannschaften haben die allgemeinen hygienischen Maßnahmen zu gehen, welche einer Verbreitung der Lungentuberkulose ent-
gegenwirken können. Die sofortige Entfernung Tuberkulöser aus den
Kasernen, ihre unmittelbare Aufnahme in das Lazarett, Desinfektions-
und Vorbeugungsmaßregeln, je nach Lage des Falles sind seit Jahrzehnten in unserer Armee durchgeführte Maßnahmen, welche zusammen
mit den allgemeinen Vorschriften über gesundheitsgemäße Beschaffenheit und Haltung der Wohnräume, Aufstellung von Spucknäpfen,
ärztlicher Ueberwachung der Nahrung, Beseitigung der Kehricht- und
Abfallstoffe u. a. m., sich als ausreichende Vorbeugungsmittel gegen
Kasernenendemien bewährt haben. Besondere spezielle Verhütungs-
maßregeln erscheinen für die Tuberkulose nicht erforderlich.

Es erübrigt nun, die Fürsorgemaßregeln für die diejenigen Mannschaften zu erörtern, welche während ihrer Dienstzeit von der Lungentuberkulose ergriffen werden. Das Schicksal dieser Soldaten ist in der überwiegenden Zahl der Fälle das folgende: Es erfolgt unmittelbare Aufnahme in das Lazarett, wo dem Tuberkulösen zwar sorgsamste Krankenhaus- nicht aber Heilstättenpflege zuteil wird. Nach Sicherung der Diagnose erfolgt die Eingabe des Mannes als dienstunbrauchbar oder invalide. Hierüber werden im Durchschnitt 14 Tage vergangen sein; der Mann bleibt dann weiter in Lazarettbehandlung, bis seine Anerkennung als invalide erfolgt. Hierüber vergehen in der Regel weitere 6 Wochen; im ganzen sind es demnach 8 Wochen, die auch der im Anfangsstadium befindliche Phthisiker im Lazarett verbringt. Für diejenigen Formen der Phthise, welche bei ihrem Ausbruch mit schweren Erscheinungen einsetzen, — wie oben erörtert, einer grade beim Militär häufig beobachteten Form der Erkrankung — ist die Krankenhausbehandlung, wie sie im Lazarett geübt wird, die allein als zweckdienlich in Betracht kommende, anders freilich kann es sich bei manchen mit spärlichen Anfangssymptomen in die militärärztliche Behandlung tretenden Kranken verhalten, für welche eine frühzeitige Aufnahme in eine Lungenheilstätte wohl vorzuziehen sein würde.

Ein großer Fortschritt ist in dieser Beziehung in den letzten Jahren dadurch erreicht, dass in bestimmten Garnisonlazaretten des Reichs, welche nach Klima, Lage, Umgebung und sonstigen in Betracht kommenden Verhältnissen geeignet erscheinen, besondere Stationen für Lungentuberkulöse, teils bereits eingerichtet, teils geplant sind, auf welche die Kranken der territorial nahegelegenen Armeekorpsbezirke verteilt werden. Diese Stationen werden in eigenen Krankenblocks untergebracht, die mit allen erforderlichen Einrichtungen, wie Liegehallen, Tageräumen, Räumen für Massage und hydrotherapeutische Massnahmen für 12—16 Kranke reichlich ausgestattet sind. Auf diese Weise würde allmählich eine völlige Evakuierung der Lungentuberkulösen aus den übrigen Lazaretten der betreffenden Korpsbezirke erfolgen.

Auch in diesen Lazarettabteilungen werden sich aber die Kranken höchstens bis zu ihrer Entlassung vom Militär, also im Durchschnitt 6—8 Wochen befinden, während die Erfahrungen der deutschen Heilstätten zeigen, dass die erforderliche Behandlung einen Zeitraum von 3—6 Monaten umfasst, dann aber auch in wirklich geeigneten Fällen einen kaum noch bestrittenen Einfluss auf Lebensdauer und Erwerbsfähigkeit ausübt.

Von verschiedenen Seiten, namentlich im Ausland, ist der Vorschlag gemacht worden, eigene Militärheilstätten für Lungenschwindsüchtige ins Leben zu rufen; in Belgien und Nordamerika wurde sogar der tatsächliche Versuch bereits gemacht. So besitzt die belgische Armee in Beverloo eine im Jahre 1902, die Armee der Vereinigten Staaten in Fort Stanton eine im Jahre 1899 eröffnete Lungenheilstätte. Die praktischen Erfahrungen, welche aus denselben berichtet werden, haben bezüglich der Herstellung der Dienstfähigkeit wie sich erwarten ließ, wenig günstige Resultate ergeben.

Nach dem Berichte von Molitor (Arch. méd. Belg. 4. Sér. Bd. 23. S. 217) wurden in die Lungenheilstätte der belgischen Armee seit ihrer Eröffnung 1902 bis Ende 1903 146 Kranke aufgenommen; davon waren am 15. 1. 04 gebessert 54 = 43,9 %, nicht gebessert 52 = 42,1 %, gestorben 17 = 13,8 %, noch in Behandlung 23. Von den 54 Gebesserten hatten sich 13 = 30,9 % der Gesamtzahl mehr als 1 Jahr in dem erreichten Zustande gehalten, von diesen waren 10 Mann als geheilt zur Truppe zurückgekehrt.

In Fort Stanton in Neu-Mexiko finden nach Carrigan (Journ. of the assoc. of milit. surg. of the Unit. St. 1904) Kranke jeden Stadiums Aufnahme. Mit der eigentlichen Heilstätte ist ein Lazarett verbunden. Seit der Eröffnung November 1899 bis 30. 4. 03 wurden anscheinend geheilt 18,1 %, gebessert 54,2 %, nicht gebessert 2,5 %, gestorben 24,5 %. In den aktiven Dienst traten nur einige zweifelhafte Fälle zurück, die übrigen wurden invalidisiert. Ueber den Dauererfolg bei den angeblich Geheilten fehlen noch die Erfahrungen.

Die genannten Erfahrungen scheinen im grossen und ganzen die unsrigen bezüglich der Heilstättenkuren von Unteroffizieren und Mannschaften zu bestätigen. Eine Wiederherstellung der Militärdienstfähigkeit wird eben bei der Lungentuberkulose nicht oder nur in verschwindenden Ausnahmefällen erreicht. Da dieser Gesichtspunkt allein aber für die Errichtung eigener Militärlungenheilstätten in Betracht kommen kann, so muß nach unseren Erfahrungen die Zweckmäßigkeit derselben verneint werden.

Die Militärverwaltung hat in erster Linie das Interesse, die Lungentuberkulösen möglichst schnell auszusondern, sie hat aber andererseits im menschlichen und allgemeinen staatlichen Interesse die Pflicht der Fürsorge für diejenigen, welche sich während ihrer Dienstzeit die Lungentuberkulose zugezogen haben. Es erscheint bei dem heutigen Stande der Tuberkulosebekämpfung erstrebenswert, daß diese Fürsorge über die einfache Gewährung einer Invalidenrente hinausginge; denn es ist dabei zu beachten, dass kaum ein anderes Kurverfahren gegenwärtig eine solche Popularität genießt und auch für jeden unbemittelten Kranken den willkommenen Rettungsanker bildet, wie die Heilstättenbehandlung der Lungentuberkulose.

Ein wichtiger Schritt vorwärts auf diesem Wege ist im letzten Jahre seitens der Heeresverwaltung bereits geschehen. Es sind aus Reichsfonds die Mittel bereitgestellt, um einer nicht unbeträchtlichen Anzahl von tuberkulösen Invaliden Freikuren in Lungenheilstätten zu bewilligen. Als Dauer der Kur sind durchschnittlich 3—4 Monate vorgesehen. Die Heeresverwaltung wird somit in einigen Jahren über genügende Erfahrungen verfügen, welche für eine weitere Ausdehnung dieser Fürsorge die Richtschnur abgeben können.

Eine andere, für die Bekämpfung der Tuberkulose als Volkskrankheit noch bedeutungsvollere Maßregel, welche sich auf die Fürsorge der bei der militärischen Aushebung oder Einstellung krank befundenen Leute bezieht, sieht demnächst ihrer Verwirklichung entgegen. Seitens der zuständigen Reichsbehörde ist angestrebt, die reichhaltigen Wahrnehmungen gelegentlich der genannten militärärztlichen Untersuchungen für die Bekämpfung gewisser Krankheiten, insbesondere auch der Tuberkulose nutzbar zu machen. Seitens der Militärbehörden werden diejenigen Leute, für welche ein Eingreifen zur Verhütung von Krankheiten, speziell eine Heilbehandlung in Frage kommt, den zur Einleitung der geeigneten Maßnahmen berufenen Stellen (Landesversicherungsanstalten, Krankenkassen, Gemeinden usw.) bekannt gegeben werden. Diese Mitteilungen sollen sich auf alle Krankheitszustände beziehen, welche nach Ansicht des untersuchenden Sanitätsoffiziers die Einleitung eines Heilverfahrens angezeigt erscheinen lassen, vor allem auf solche krankhaften Veränderungen, deren Bedeutung den Kranken selbst nicht erkennbar ist. Man darf mit Recht annehmen, daß auf diesem Wege besonders die Bekämpfung der Lungentuberkulose in wirksamster Weise gefördert wird, da eine bisher nicht ermöglichte Handhabung geboten ist, eine große Anzahl von Leuten im jugendlichen Alter mit beginnender Erkrankung der Heilstättenbehandlung zuzuführen und zwar Leute, die aller Wahrscheinlichkeit nach sonst meist die günstigste und oftmals einzige Gelegenheit zur Heilung des Leidens versäumt haben würden.

Es leuchtet ein, daß die energische Durchführung dieser Maßnahme außerordentlich segensreich wirken muß, zumal bei der weitgehenden behördlichen Fürsorge, wie sie in Deutschland dank der sozialen Gesetzgebung ermöglicht ist.

Springer-Verlag Berlin Heidelberg GmbH

(Durch alle Buchhandlungen zu beziehen.)

Veröffentlichungen
aus dem Gebiete des Militär-Sanitätswesens.

Herausgegeben von der Medizinal-Abteilung des Königlich
Preussischen Kriegsministeriums.

1. Heft. Historische Untersuchungen über das Einheilen und
Wandern von Gewehrkugeln von Stabsarzt Dr. A. Köhler. gr. 8. 1892. 80 Pf.

2. Heft. Ueber die kriegschirurgische Bedeutung der neuen Ge-
schosse von Geh. Ober-Med.-Rat Prof. Dr. von Bardeleben. gr. 8. 1892. 60 Pf.

3. Heft. Ueber Feldflaschen und Kochgeschirre aus Aluminium
bearb. von Stabsarzt Dr. Plagge und Chemiker G. Lebbin. gr. 8. 1893. 2 M. 40.

4. Heft. Epidemische Erkrankungen an akutem Exanthem mit
typhösem Charakter in der Garnison Cosel von Oberstabsarzt Dr. Schulte.
gr. 8. 1893. 80 Pf.

5. Heft. Die Methoden der Fleischkonservierung von Stabsarzt
Dr. Plagge und Dr. Trapp. gr. 8. 1893. 3 M.

6. Heft. Ueber Verbrennung des Mundes, Schlundes, der Speise-
röhre und des Magens. Behandlung der Verbrennung und ihrer Folgezustände
von Stabsarzt Dr. Thiele. gr. 8. 1893. 1 M. 60 Pf.

7. Heft. Das Sanitätswesen auf der Weltausstellung zu Chicago
bearbeitet von Generalarzt Dr. C. Grossheim. gr. 8. Mit 92 Textfiguren.
1893. 4 M. 80 Pf.

8. Heft. Die Choleraerkrankungen in der Armee 1892 bis 1893 und die
gegen die Cholera in der Armee getroffenen Massnahmen bearbeitet von Stabsarzt
Dr. Schumburg. gr. 8. Mit 2 Textfiguren und 1 Karte. 1894. 2 M.

9. Heft. Untersuchungen über Wasserfilter von Oberstabsarzt Dr.
Plagge. gr. 8. Mit 37 Textfiguren. 1895. 5 M.

10. Heft. Versuche zur Feststellung der Verwertbarkeit Röntgenscher
Strahlen für medizinisch-chirurgische Zwecke. gr. 8. Mit 23 Textfiguren. 1896. 6 M.

11. Heft. Ueber die sogenannten Gehverbände unter besonderer Berücksichtigung ihrer etwaigen Verwendung im Kriege von Stabsarzt Dr. Coste.
gr. 8. Mit 13 Textfiguren. 1897. 2 M.

12. Heft. Untersuchungen über das Soldatenbrot von Oberstabsarzt
Dr. Plagge und Chemiker Dr. Lebbin. 1897. 12 M.

13. Heft. Die preussischen und deutschen Kriegschirurgen und
Feldärzte des 17. und 18. Jahrhunderts in Zeit- und Lebensbildern
von Oberstabsarzt Prof. Dr. A. Köhler. Mit Portraits und Textfiguren. 1898. 12 M.

14. Heft. Die Lungentuberkulose in der Armee. Bearbeitet in der
Medizinal-Abteilung des Königl. Preuss. Kriegsminist. Mit 2 Taf. 1899. 4 M.

15. Heft. Beiträge zur Frage der Trinkwasserversorgung von Oberstabsarzt Dr. Plagge und Oberstabsarzt Dr. Schumburg. Mit 1 Tafel und
Textfiguren. 1900. 3 M.

16. Heft. Ueber die subkutanen Verletzungen der Muskeln von Dr.
Knaak. 1900. 3 M.

17. Heft. Entstehung, Verhütung und Bekämpfung des Typhus
bei den im Felde stehenden Armeen. Bearbeitet in der Medizinal-Abteilung
des Königl. Preuss. Kriegsministeriums. Zweite Aufl. Mit 1 Tafel. 1901. 3 M.

18. Heft. Kriegschirurgen und Feldärzte der ersten Hälfte des
19. Jahrhunderts (1795—1848). Von Stabsarzt Dr. Bock und Stabsarzt Dr.
Hasenknopf. Mit einer Einleitung von Oberstabsarzt Prof. Dr. Albert Koehler.
1901. 14 M.